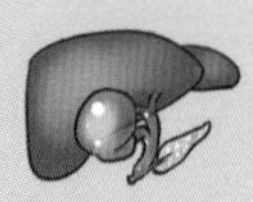

漫话胆道结石与胆道肿瘤

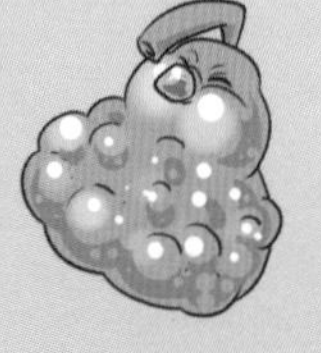

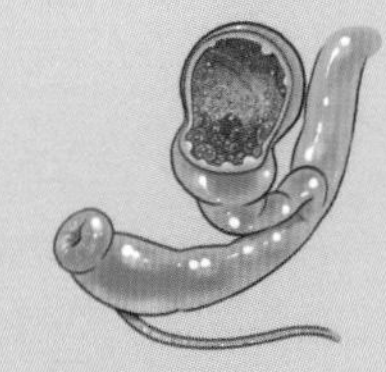

主　编　全志伟

副主编　陈亚进　洪德飞

编　委（按姓氏笔画排序）

王一帆　王剑明　王德盛　毕新宇　全志伟
刘江文　汤礼军　李　汛　李敬东　汪根树
张永杰　张宗明　陈亚进　郑亚明　项灿宏
段伟东　洪德飞　耿智敏　徐　智　郭　伟
程　石　曾永毅　楼健颖　巍云巍

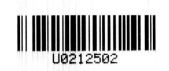

人民卫生出版社

·北　京·

图书在版编目（CIP）数据

漫话胆道结石与胆道肿瘤 / 全志伟主编 . -- 北京：人民卫生出版社，2021.1

ISBN 978-7-117-30967-7

Ⅰ. ①漫…　Ⅱ. ①全…　Ⅲ. ①胆道疾病 - 结石（病理）- 防治②胆肿瘤 - 防治　Ⅳ. ①R735.8

中国版本图书馆 CIP 数据核字（2020）第 264522 号

漫话胆道结石与胆道肿瘤
Manhua Dandao Jieshi yu Dandao Zhongliu

主　　编：全志伟
出版发行：人民卫生出版社（中继线 010-59780011）
地　　址：北京市朝阳区潘家园南里 19 号
邮　　编：100021
E - mail：pmph @ pmph.com
购书热线：010-59787592　010-59787584　010-65264830
印　　刷：三河市宏达印刷有限公司（胜利）
经　　销：新华书店
开　　本：889 × 1194　1/32　印张：3.5
字　　数：59 千字
版　　次：2021 年 1 月第 1 版
印　　次：2021 年 2 月第 1 次印刷
标准书号：ISBN 978-7-117-30967-7
定　　价：42.00 元
打击盗版举报电话：010-59787491　E-mail：WQ @ pmph.com
质量问题联系电话：010-59787234　E-mail：zhiliang @ pmph.com

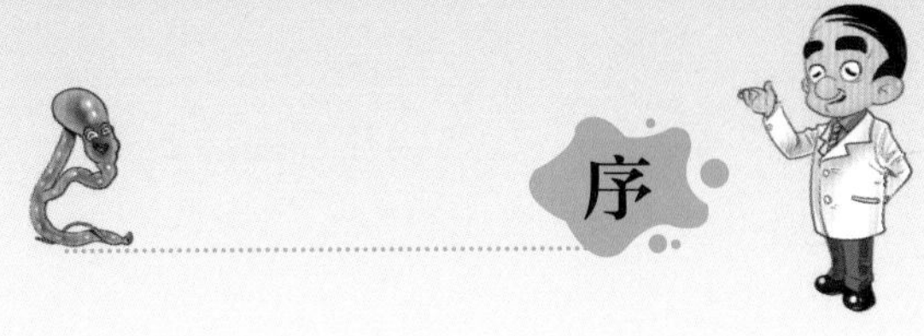

序

由于胆道疾病发病率高，公众对疾病的发生、发展规律认识不够，部分胆道良性疾病病人在出现严重并发症时才就诊，使得胆道疾病成为我国最常见的威胁人民健康的疾病之一。

目前，对于胆道疾病，临床上主要将精力放在治疗中、晚期胆道肿瘤或者处理胆道疾病严重并发症方面（三级预防），而忽略了对胆道疾病的一级和二级预防工作。中华医学会外科学分会胆道外科学组、中国医师协会外科医师分会胆道外科医师委员会主任委员全志伟教授意识到防治胆道疾病科普工作的重要性和紧迫性，组织我国肝胆胰外科专家撰写了《漫话胆道结石与胆道肿瘤》一书。该书塑造了胆教授和石夫人二位人物，以简短对话配合漫画的方式，生动活泼地解答了人民群众关心的常见胆道疾病（包括胆囊结石、胆囊息肉、胆囊癌、胆管结石、胆管癌等）科普知识。

衷心祝愿该科普读物能够提高人民群众以及广大医务人员对胆道疾病发生、发展规律的认知，能够让广大人民群众培养良好的工作生活习惯，能够引起公众对开展胆道疾病科学治疗和随访的重视,能够为推进健康中国建设贡献力量。

北京协和医院院长

中国科学院院士

中国科协副主席

中华医学会常务副会长

2020 年 10 月

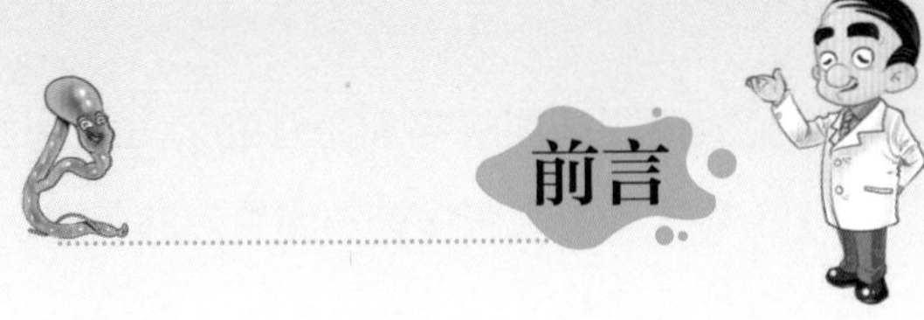

前言

胆道疾病是我国最常见的严重威胁人民健康的疾病之一，其中良性疾病以胆囊结石、胆囊息肉、胆囊炎、胆管结石最为常见；恶性疾病以胆囊癌和胆管癌最为常见。一般老百姓，甚至少部分医护人员认为这些胆道良性疾病都是“小毛病”，平时不重视，最后发生严重后果，威胁到生命，后悔莫及。

胆囊结石、胆囊息肉、胆管结石等怎么会威胁到人们的生命呢？胆囊结石发作时可引起急性胆囊炎，严重者可导致胆囊坏死穿孔、急性腹膜炎、败血症等。胆管结石可引起黄疸、肝脓肿、急性胆管炎、急性胰腺炎等并发症。败血症、急性化脓性胆管炎、急性重症胰腺炎可危及病人的生命。胆囊癌主要是由胆囊结石、胆囊炎、胆囊息肉、胆囊腺肌症等引起的，胆管结石长久不治疗可引起肝硬化、肝功能衰竭、胆管癌等。早期胆囊癌和胆管癌虽然治疗效果好，但因为病人没有任何症状，很难发现；等到有明显症状了，到医院一检查就是胆囊癌和胆管癌中、晚期了，治疗效果非常不理想，因此预防是关

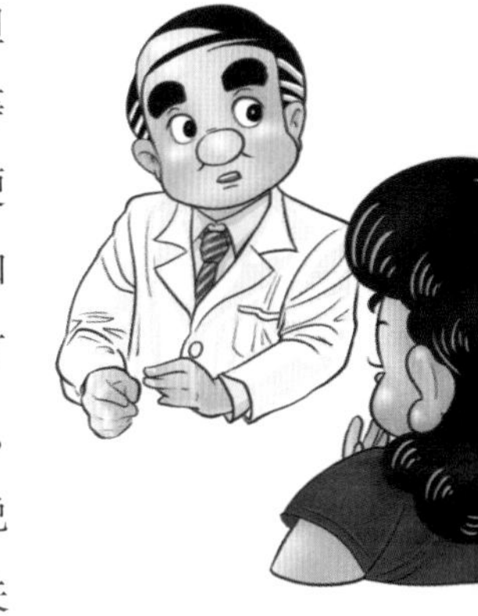

键。最好的预防胆囊癌和胆管癌的方法是及时发现和手术治疗这些引起胆囊癌和胆管癌的胆道良性疾病，而胆囊良性疾病都可以通过简单的 B 超检查发现和随访。

当然，导致病人没有得到及时、科学治疗胆道良性疾病的原因还有很多，比如担心胆囊切除了会影响消化功能、容易患结肠癌，不科学的“保胆取石”术等。为此中华医学会外科学分会胆道外科学组、中国医师协会外科医师分会胆道外科医师委员会的专家撰写了《漫话胆道结石与胆道肿瘤》。该科普读物采用文字结合漫画形式，以“胆教授”与“石夫人”对话的方式，生动活泼地回答了老百姓关于常见胆道疾病一系列关心的问题。我们希望该科普读物有助于老百姓，甚至医护人员正确认识胆道结石和胆道肿瘤形成的原因、危害性以及内在关系；有助于老百姓及时就医，从而得到及时诊断和及时的科学治疗；有助于预防胆囊结石、胆囊炎、胆囊息肉、胆道结石等良性疾病引起败血症、重症胆管炎、重症胰腺炎、胆囊癌、胆管癌等威胁生命的严重并发症。

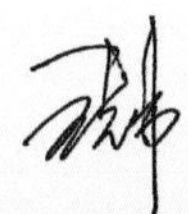

中华医学会外科学分会胆道外科学组组长

中国医师协会外科医师分会胆道外科医师委员会

主任委员

2020 年 10 月 25 日

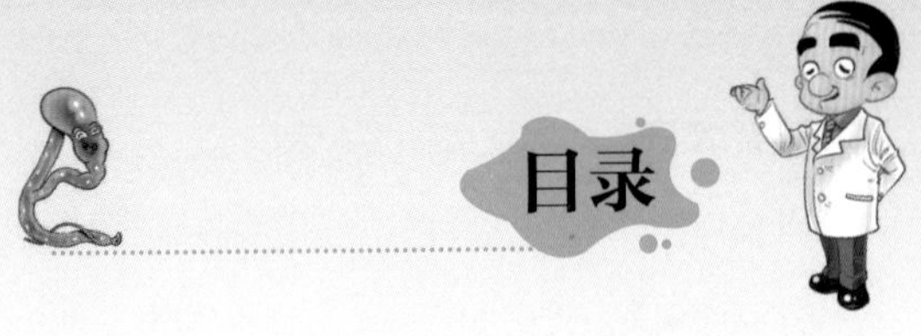

目录

第一部分 胆囊结石

第二部分

胆管结石

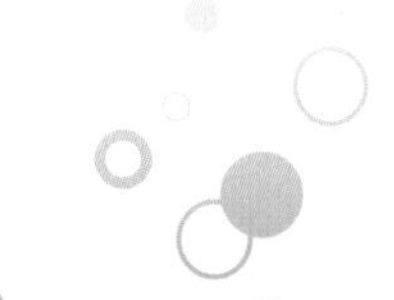

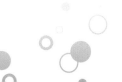

第三部分

胆囊癌

第四部分

胆管癌

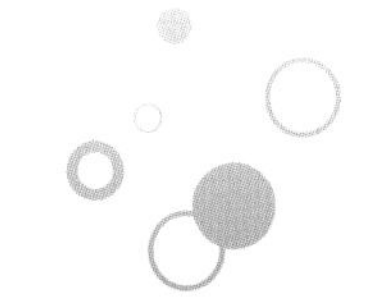

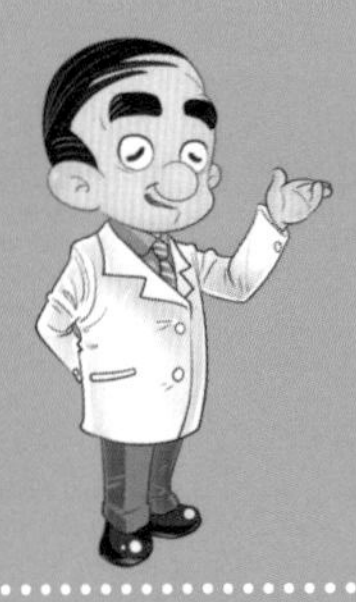

第一部分

胆囊结石

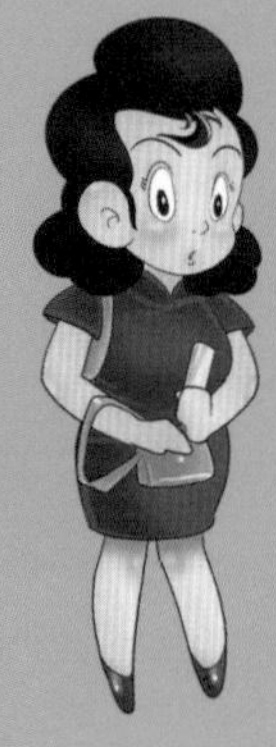

胆教授,胆囊结石会变成癌吗?

石夫人,胆囊结石向前走两步就可能变成癌!

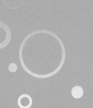

胆教授的科普时间

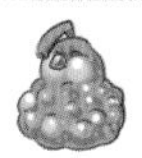

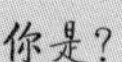
你是?

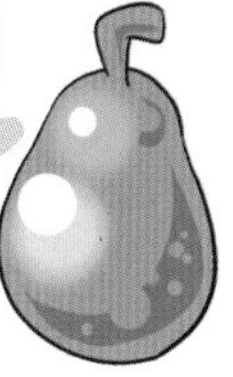

你是……

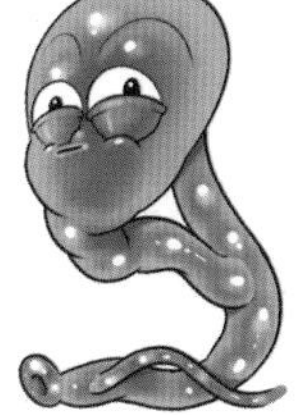
胆囊是这样的吗?

——不是的!

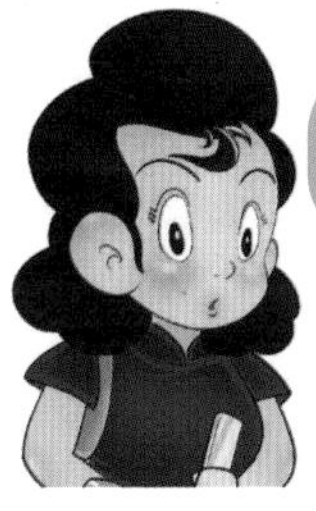

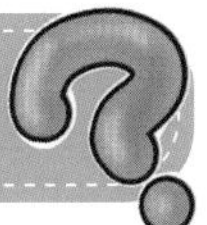

胆囊长什么样

正常胆囊形状像个梨,可装满40～60毫升胆汁。

石夫人

胆教授

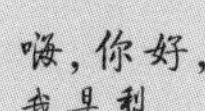
嗨,你好,我是梨。

我是胆囊。

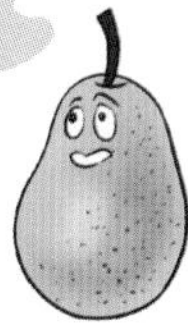

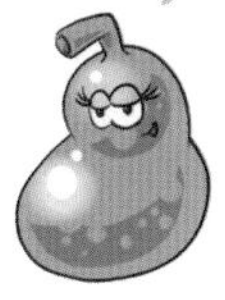

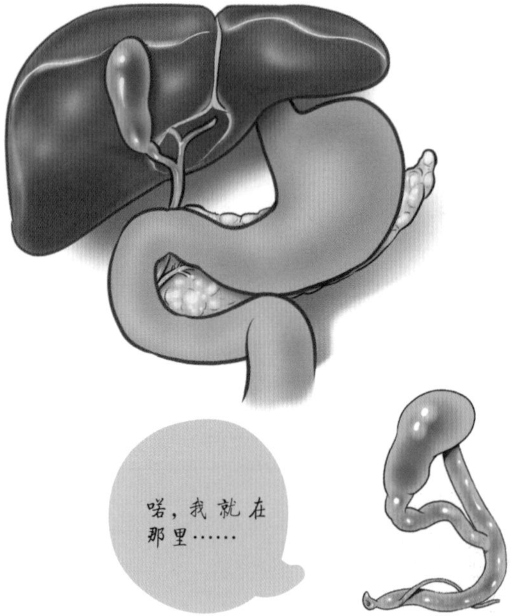

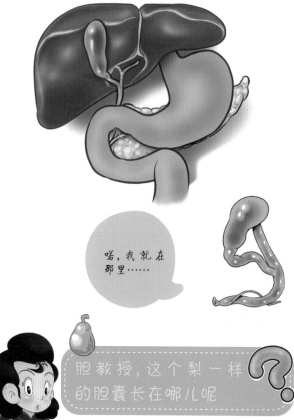

喏，我就在
那里……

胆教授，这个梨一样
的胆囊长在哪儿呢

大部分胆囊外形像个“梨”，也有类似圆柱或葫芦等形状的，胆囊躲在右肝下，体表投影在右侧锁骨中线与右肋弓的交点处。因此，急性胆囊炎发作时，病人常有右上腹疼痛，甚至绞痛的感觉。

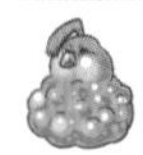

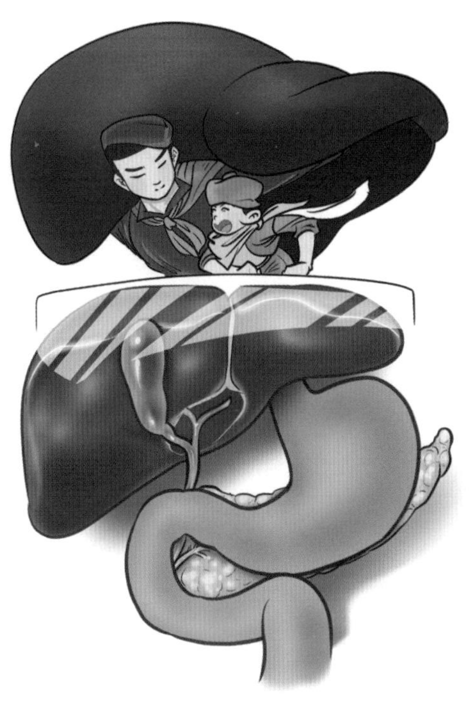

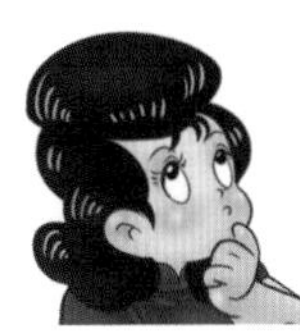

原来"肝胆相照"是这个道理呀！

"肝胆相照"的哥俩不仅长在一块儿，而且亲密无间，更像母子关系。因为，没有肝，就没有胆。

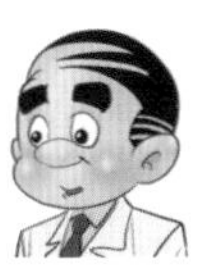

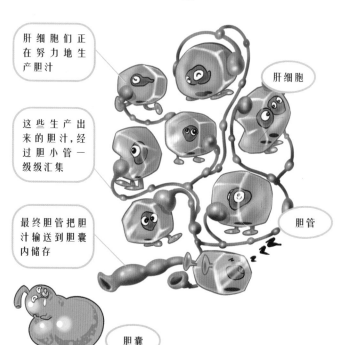

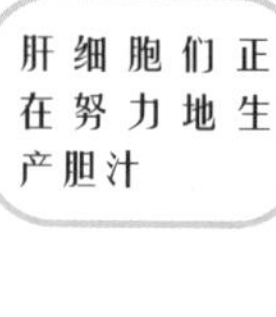
肝细胞们正在努力地生产胆汁

肝细胞

这些生产出来的胆汁，经过胆小管一级级汇集

胆管

最终胆管把胆汁输送到胆囊内储存

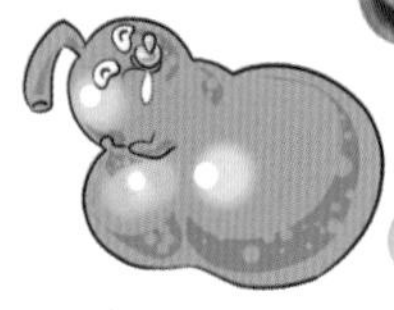
胆囊

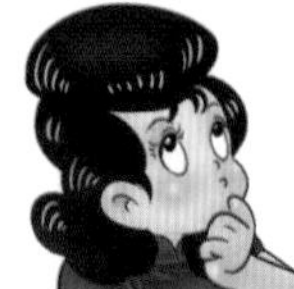

母子关系……难道肝脏生了胆囊

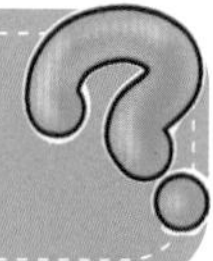

肝脏没有生出胆囊，可胆囊内的胆汁却是肝脏生产的。

别小看小小的肝细胞，一个成年人每天能生产的金黄色胆汁可以装满一个大瓶子，有 800～1 200 毫升。没有胆汁，任何人都无法存活。

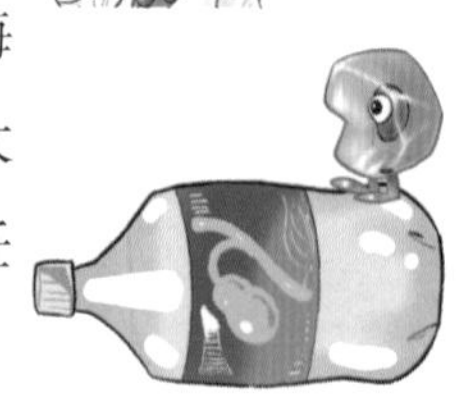

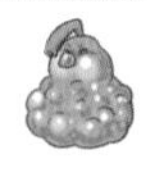

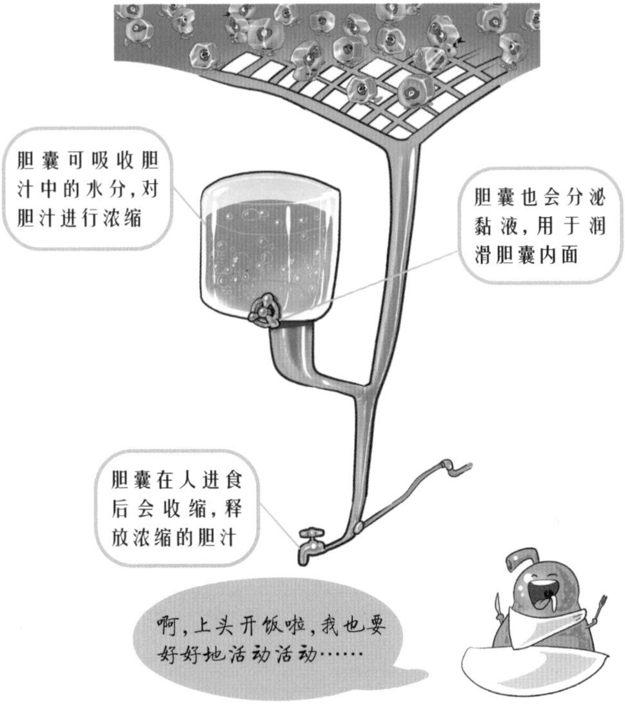

胆囊可吸收胆汁中的水分，对胆汁进行浓缩
胆囊也会分泌黏液，用于润滑胆囊内面
胆囊在人进食后会收缩，释放浓缩的胆汁
啊，上头开饭啦，我也要好好地活动活动……

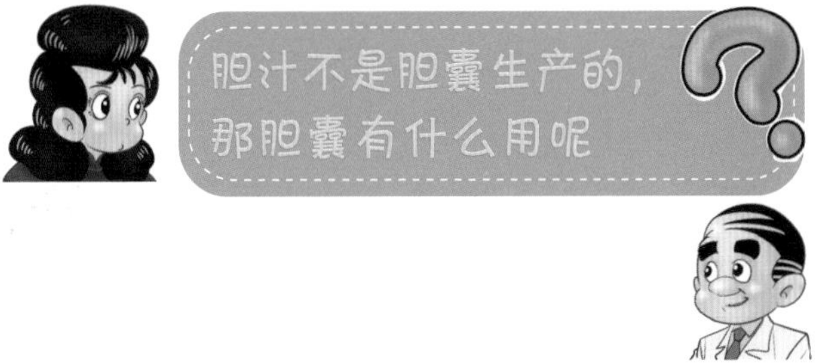

胆汁不是胆囊生产的，那胆囊有什么用呢

胆囊的主要作用：①浓缩胆汁，吸收胆汁中大部分的水分和电解质；②排出胆汁，人进食会刺激胆囊收缩而向小肠内排放胆汁，帮助消化；③分泌黏液，胆囊内壁每天分泌黏液润滑和保护胆囊黏膜。

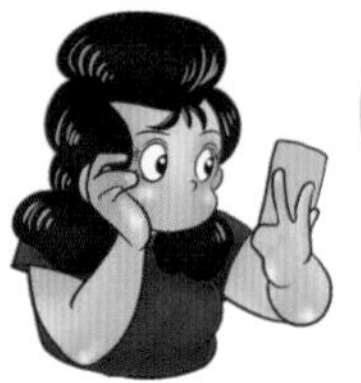

妈，女儿和您一样，
也查出胆囊结石了。

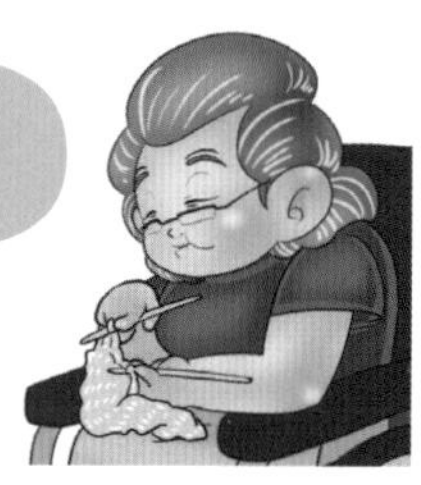

唉，你们姐妹几个
还真像我……

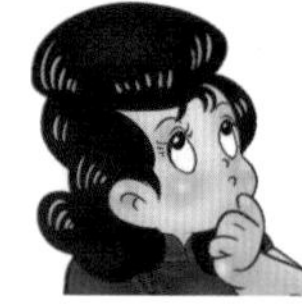

胆囊结石是遗传病吗

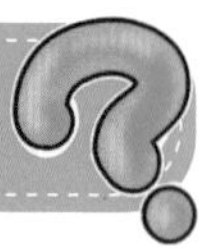

我和妈妈、姐姐都长了胆囊结石，身边很多朋友也有这个毛病，胆囊结石怎么这么多见啊！是因为遗传吗?

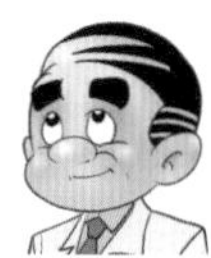

胆囊结石在我国非常常见，70 岁以上的人群发病率可达 10% 以上，也就是说，每 10 个人就有 1 个人可能会患胆囊结石，并且，家族内发病率高，胆囊结石有遗传倾向，但不是遗传病。

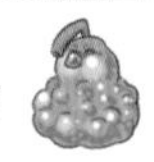

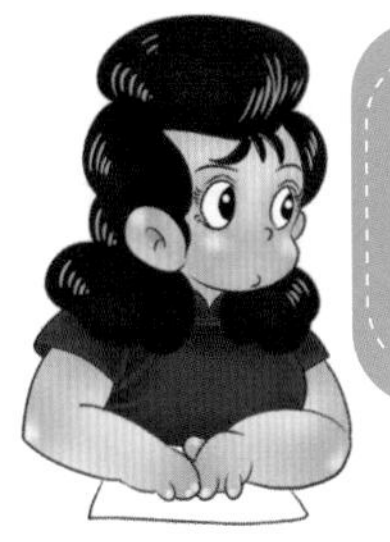

不是遗传病，那……
胆囊结石是不是跟我们喝的水有关呢

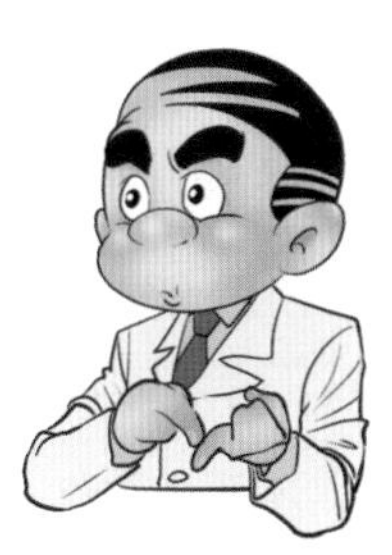

胆囊结石形成的原因比较复杂。胆囊结石根据化学成分不同可以分为三类：胆固醇结石、胆色素结石和混合型结石。

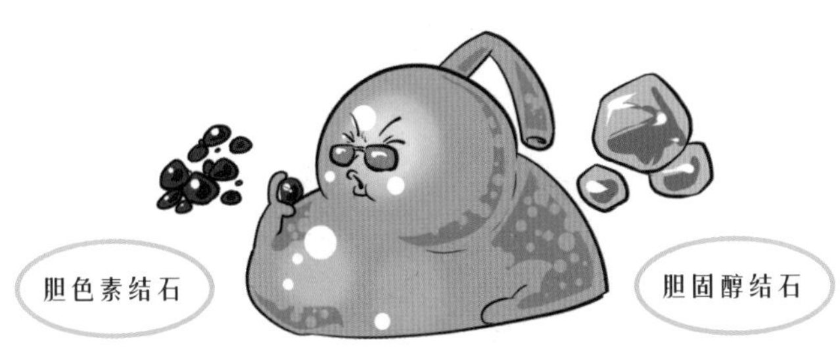
胆色素结石
胆固醇结石

不同类型的胆囊结石形成的原因不一样。在高脂饮食和雌激素等因素作用下，胆汁中胆固醇含量显著增加，就会形成胆固醇结石。胆色素结石的形成与胆道经常发生细菌感染等引起的胆色素增加有关。

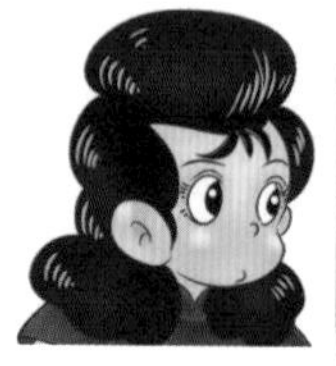

照这么说，那……
具体哪些人容易长胆囊结石呢

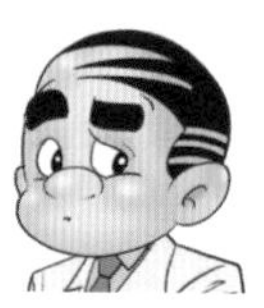

胆囊结石好发于成年人，发病率在40岁以后随年龄增长而增加，女性多于男性。其高危因素可归纳为4个“F”：fat（肥胖）、female（女性）、fertile（多次生育）、forty（40岁）。

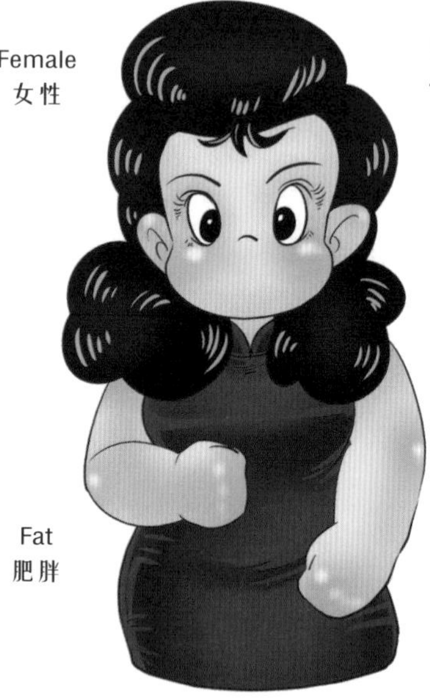
Female
女性
Forty
40岁
Fat
肥胖
Fertile
多次生育

容易长胆囊结石的4个“F”

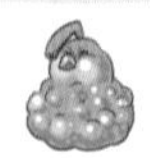

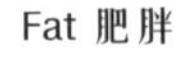
Fat 肥胖

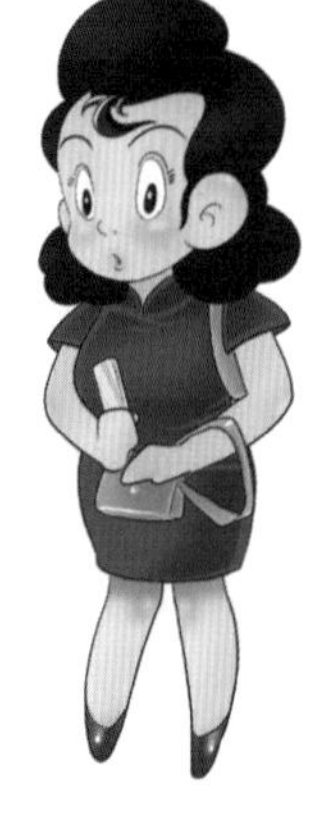
千万不能胖起来啊！
衣服很难买了……

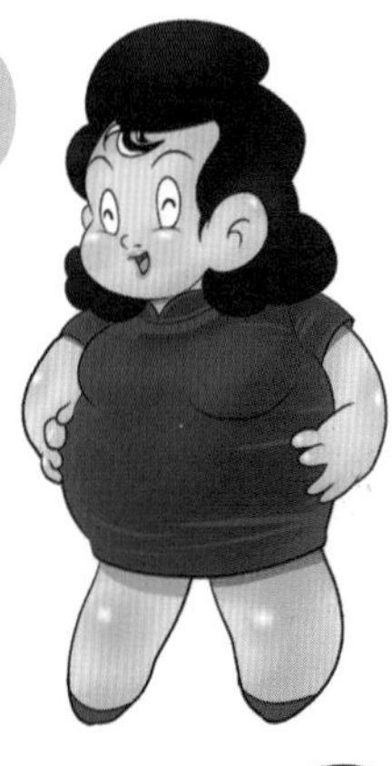

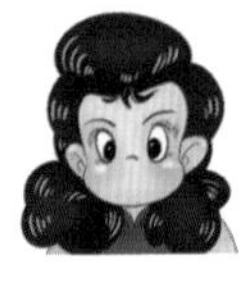

我胖吗？为什么胖的人容易长胆囊结石

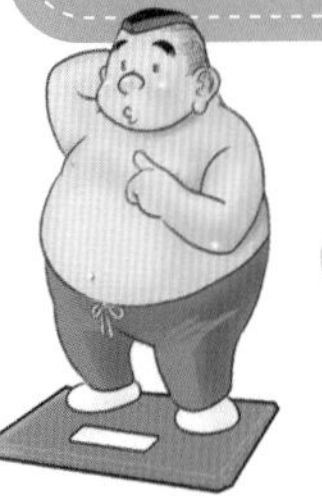

BMI=kg/m^2

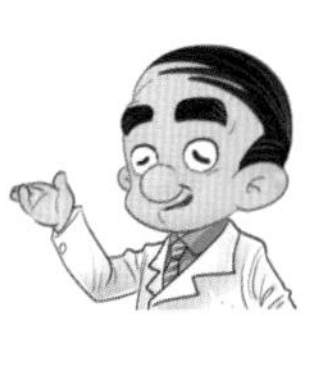

医学上，用体重指数（BMI）来判断一个人是否肥胖，BMI=体重（kg）/身高（m）的平方。BMI 指数在 18.5～23.9 为正常体重，在 24～27.9 为超重（属于轻中度肥胖），超过 28 属于肥胖。肥胖者一般喜欢吃高胆固醇和高脂肪的食物，使体内胆固醇处于过饱和状态，胆固醇过多容易沉淀形成结石。

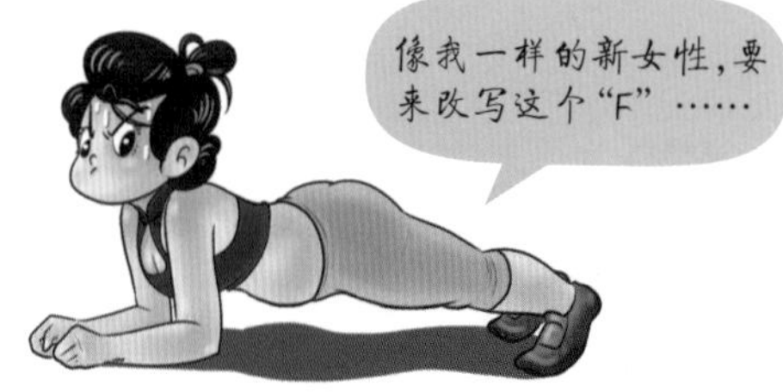
Female 女性
像我一样的新女性，要来改写这个“F”……

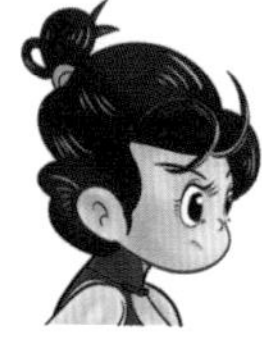

我不明白，女性为什么比男性容易长胆囊结石呢

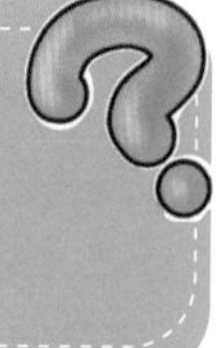

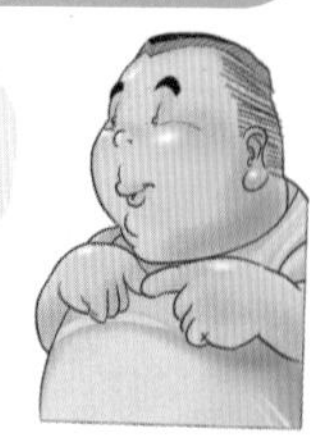
这方面我们男人占优势？

据过往的某些调查显示，相对多的女性喜欢吃油炸、蛋糕等高胆固醇饮食，且不爱吃早餐，爱喝饮料如奶茶等，不喜欢活动，体力劳动较少，这些因素使胆固醇处于过饱和状态，胆囊收缩力下降，胆汁浓缩和淤滞，胆汁碱性度升高，促进胆囊结石的形成。不过，越来越多的现代女性喜爱清淡饮食，经常运动，会努力保持身材苗条，所以，一起让这个“F”滚蛋吧！

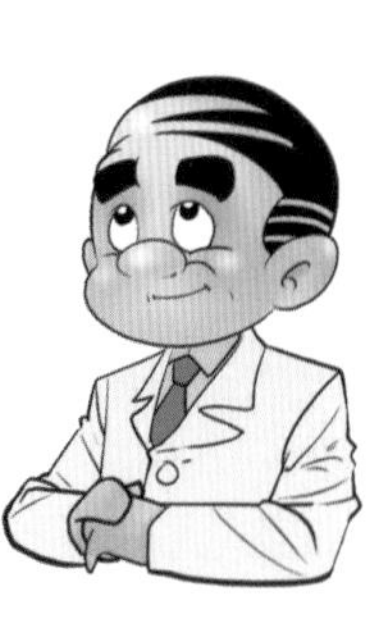

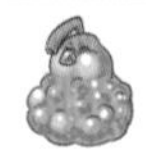

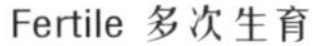

Fertile 多次生育

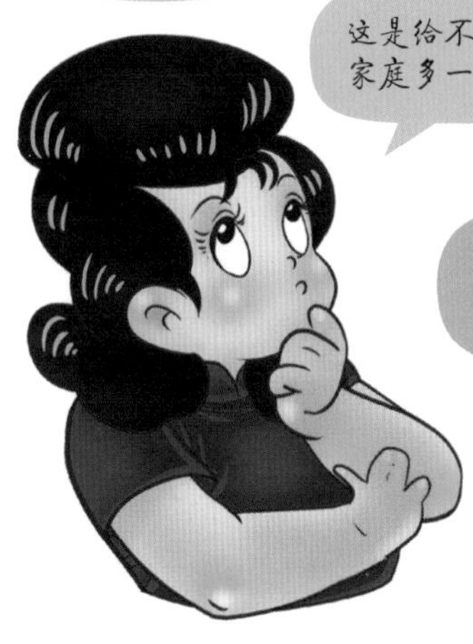
这是给不想要二孩的家庭多一个理由吗?

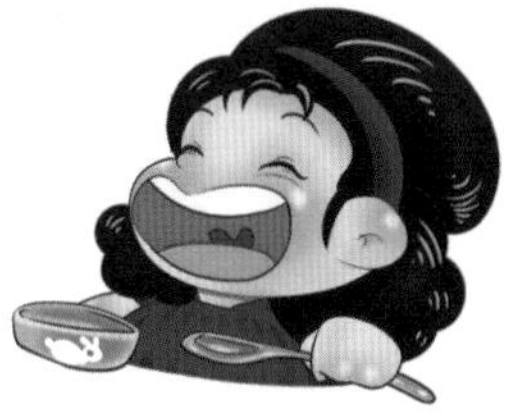
妈妈,你的肚子最近大起来了,是有小弟弟了吗?

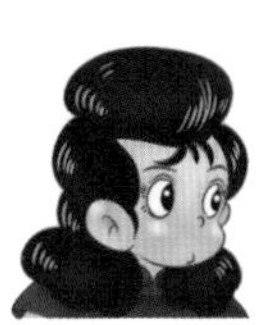

我已经怀了第二个孩子,刚才您说,多生小孩容易长胆囊结石,我有点儿后悔了。

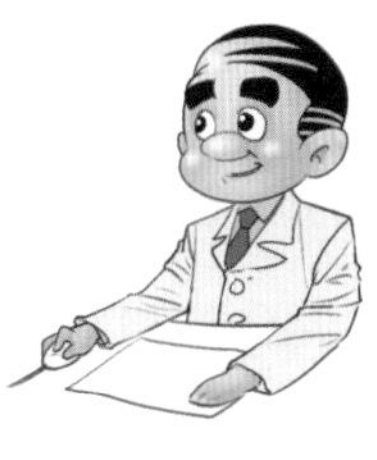

女性怀孕后,体内多种代谢会发生变化,为孕期、分娩和哺乳作准备,如体内胆固醇含量明显升高,容易形成胆囊结石,但生育二孩并无多少影响。

Forty 40 岁

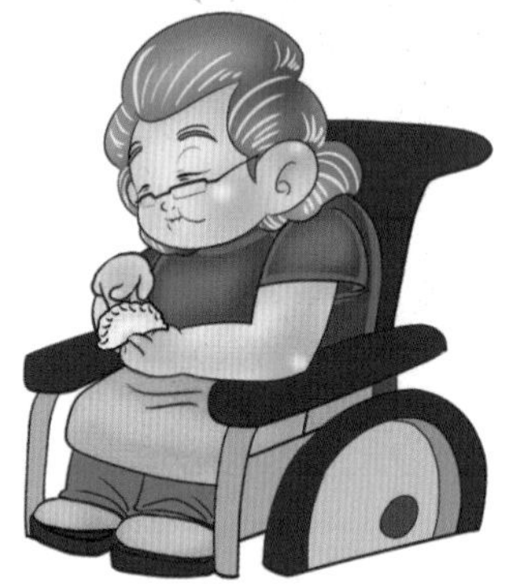
给女儿和外孙女再包一些猪肉大葱馅儿的饺子。

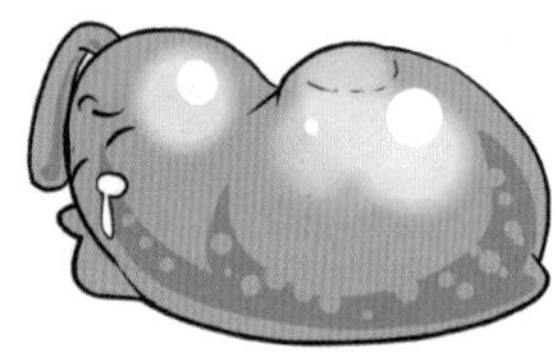
呦，晚上吃饺子啊，那我有的忙了！

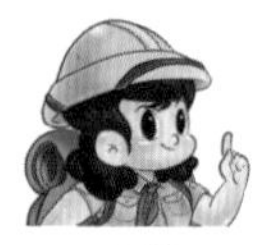

扮嫩的石夫人

有胆囊结石的人好像都是年纪大的，是不是小孩子不容易长胆囊结石呀

根据我国的统计资料，患有胆囊结石最小年龄的病例只有 3 岁，最大的 101 岁，平均年龄 48 岁。随年龄的增长，长胆囊结石的风险增加。这是因为随着年龄增大，体力活动减少，脂肪合成大于分解，胆囊功能减弱，多个因素容易诱发胆囊结石。

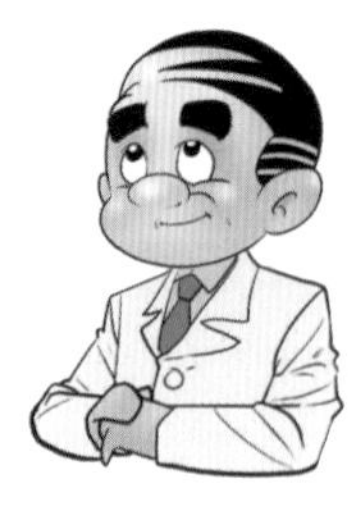

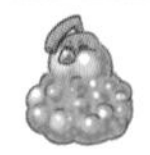

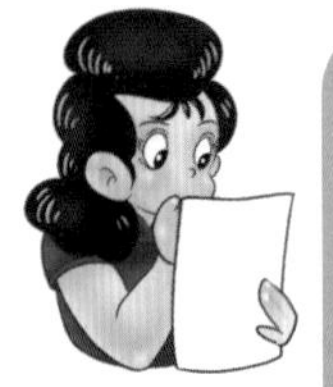

如果胆囊结石的风险是这些的话，我们可以通过一些方法预防胆囊结石的形成吧

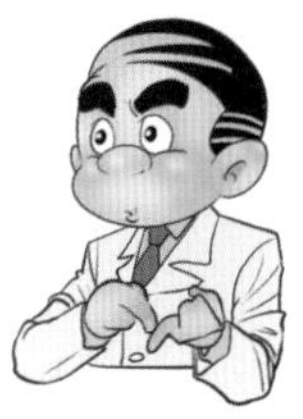

没错儿，养成良好的生活习惯，是可以在一定程度上预防胆囊结石的。

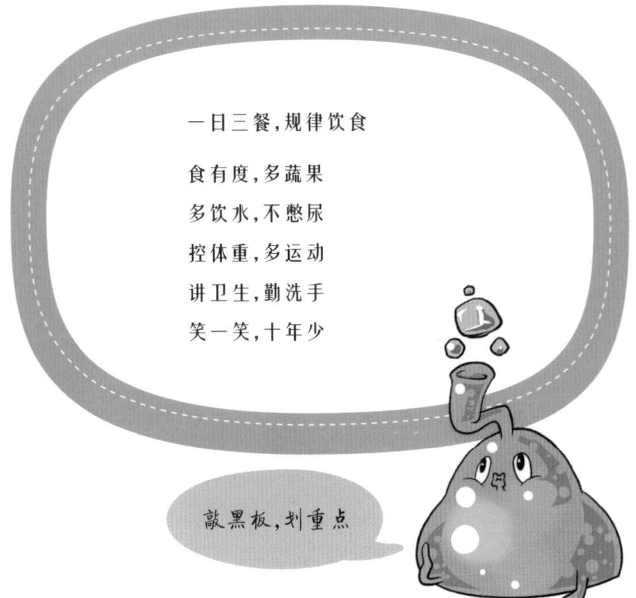

一日三餐，规律饮食

食有度，多蔬果

多饮水，不憋尿

控体重，多运动

讲卫生，勤洗手

笑一笑，十年少

敲黑板，划重点

一日三餐，规律饮食

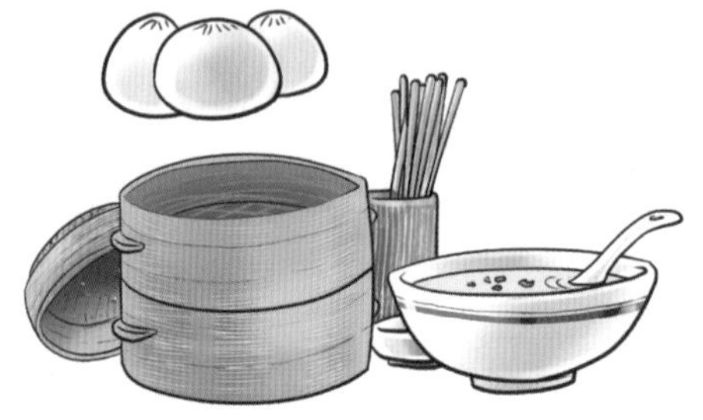

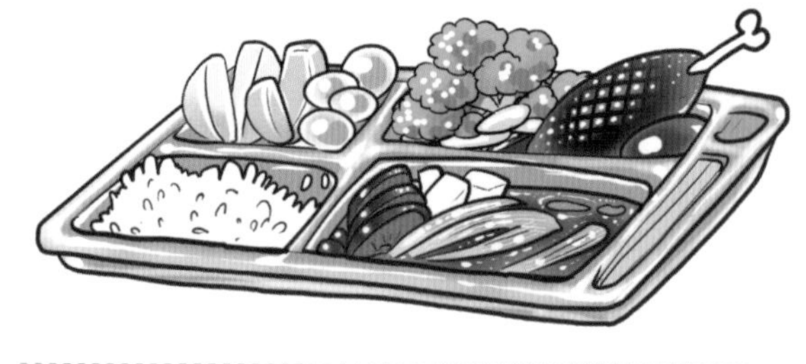

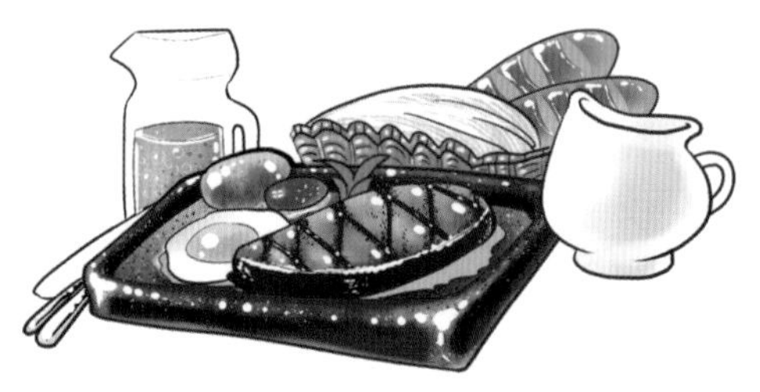

生活规律，一日三餐，均衡饮食，可以保持胆汁分泌与排放规律，防止胆汁过度浓缩。

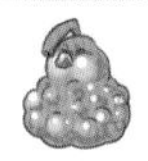

食有度，多蔬果

水果、蔬菜富含维生素和膳食纤维，可以预防胆固醇结石的形成。

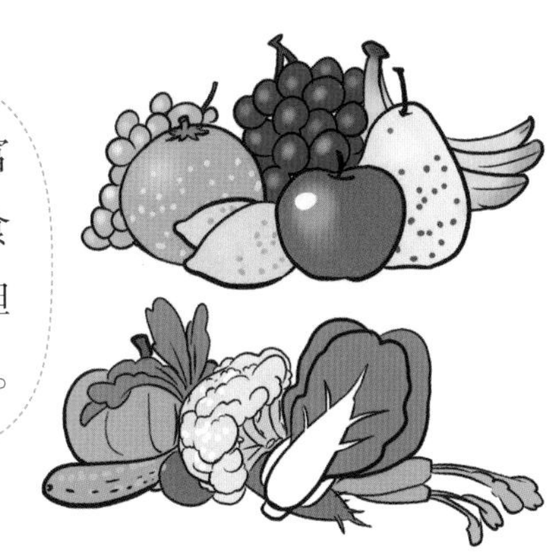

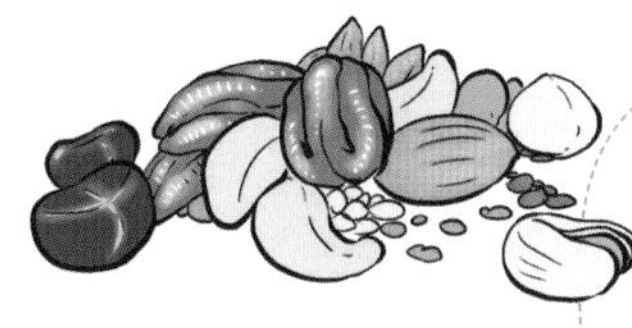

坚果含维生素E和膳食纤维，还富含不饱和脂肪酸，对体内的脂质代谢可起调节作用。

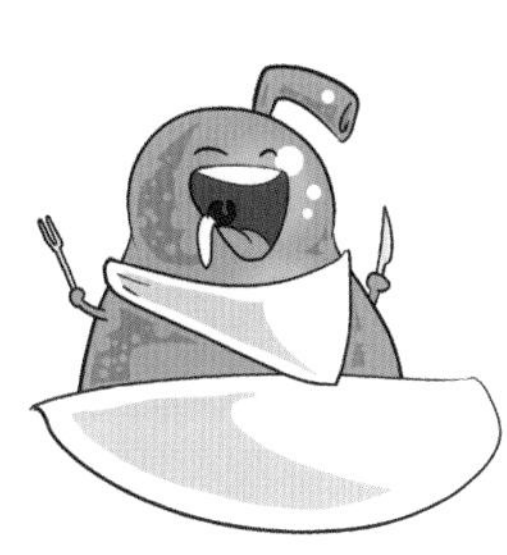

凡事都有度，营养要均衡。

坚果吃太多了也不好，能量太高，不利于控制体重。

而只吃水果、蔬菜的纯素食也会造成胆汁成分比例的失调，增加患胆囊结石的风险。

多饮水，不憋尿

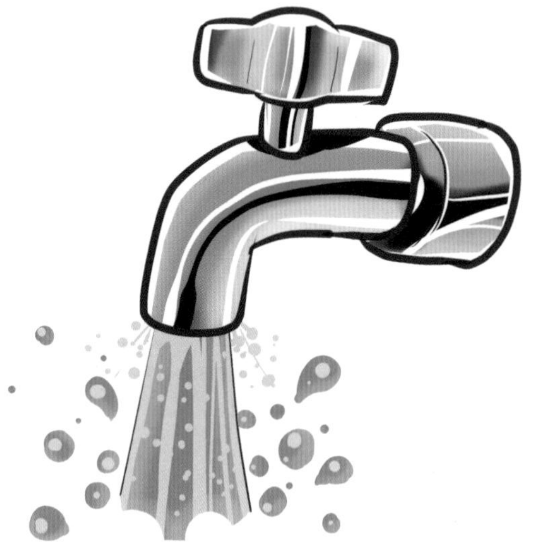

多喝水，多排尿，避免体内钙盐结晶，可预防胆囊结石形成。

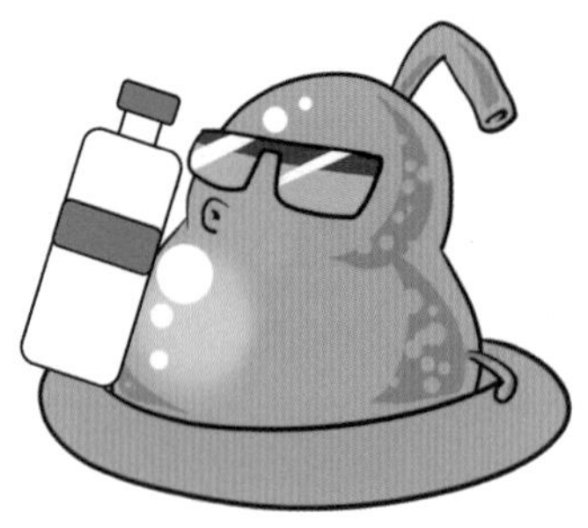

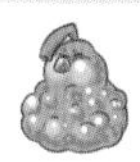

控体重，多运动

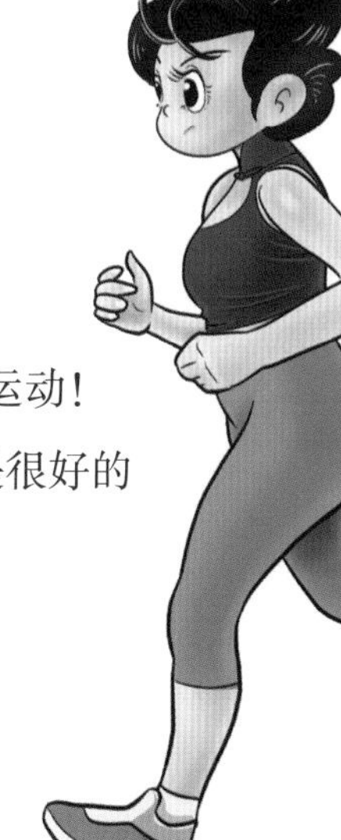

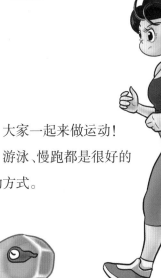

大家一起来做运动！

游泳、慢跑都是很好的运动方式。

适度的运动可降低血液甘油三酯水平，体力活动还可促进肠道运动和胆囊收缩。

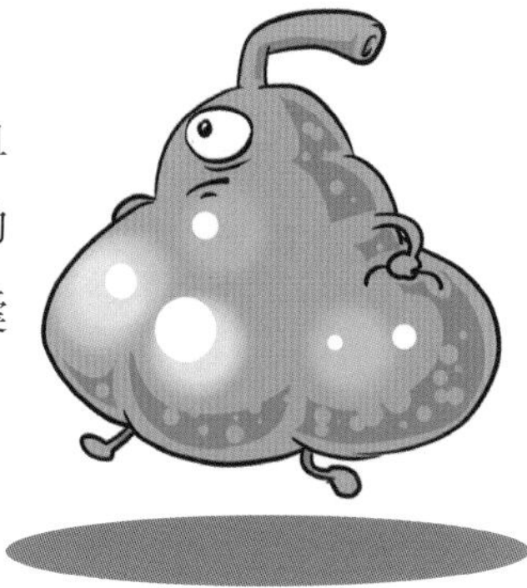

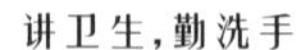
讲卫生，勤洗手

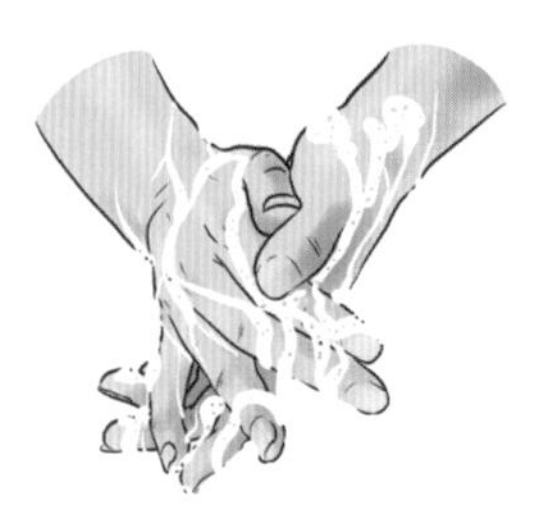

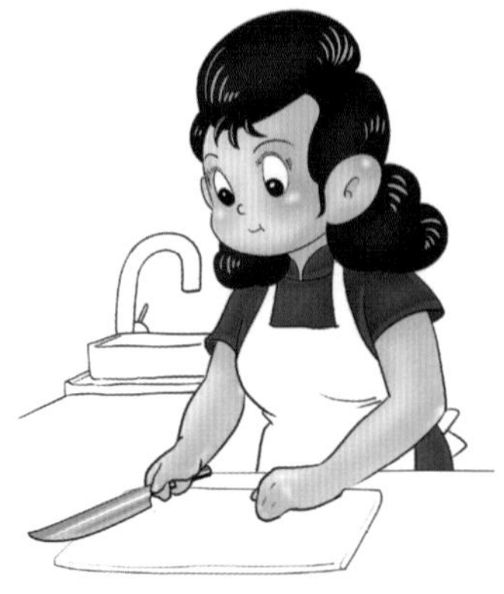

养成良好的洗手习惯，厨房生食、熟食用的刀具、案板要分开，预防传染病和寄生虫感染。

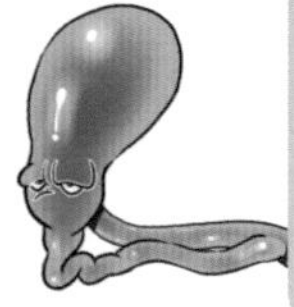
我讨厌蛔虫，无论如何我都无法原谅他对我做的一切……

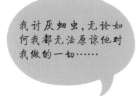

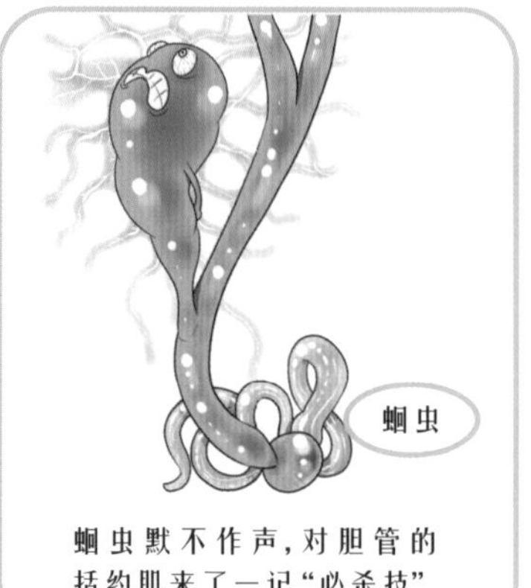
蛔虫
蛔虫默不作声，对胆管的括约肌来了一记“必杀技”

胆道蛔虫症：蛔虫可以从十二指肠通过胆管下段乳头开口钻入胆管内。

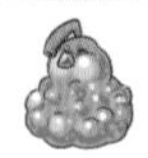

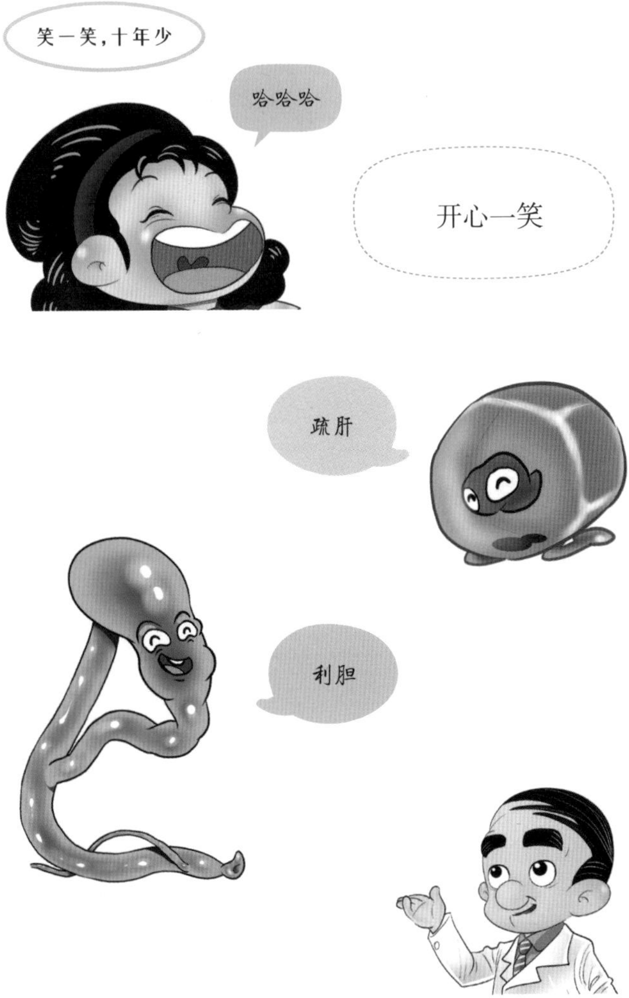

笑一笑，十年少

哈哈哈

开心一笑

疏肝

利胆

乐观开朗有助于预防胆囊结石的发生。中医学认为，长期抑郁沮丧，可使肝气郁结，容易导致胆囊结石的形成。

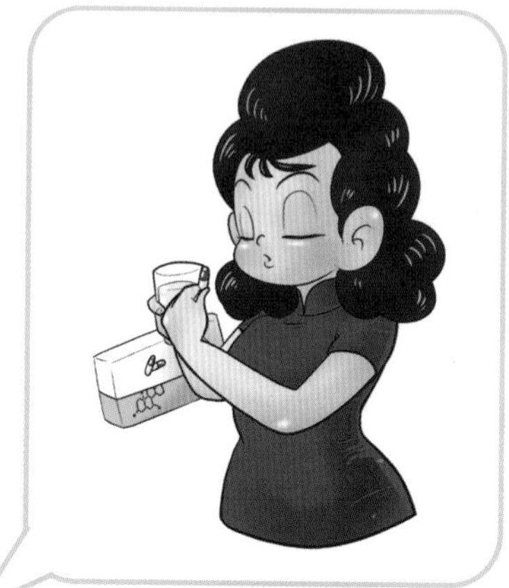

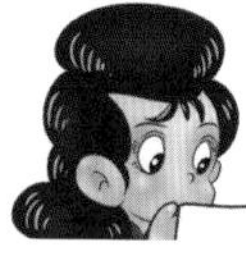
我体检做B超发现胆囊结石1年了，帮我配几粒药把结石溶解掉可以吗

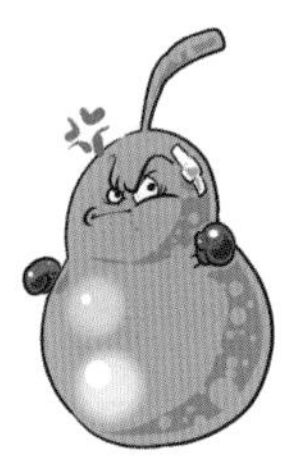
我可不要吃药！

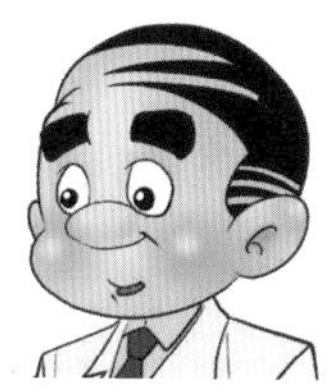

的确，在门诊可经常遇到很多长了胆囊结石的病人，都希望能吃药治疗。可大量的医学研究和临床实践证明，药物溶石基本没有效果。

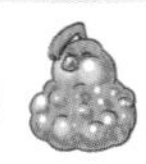

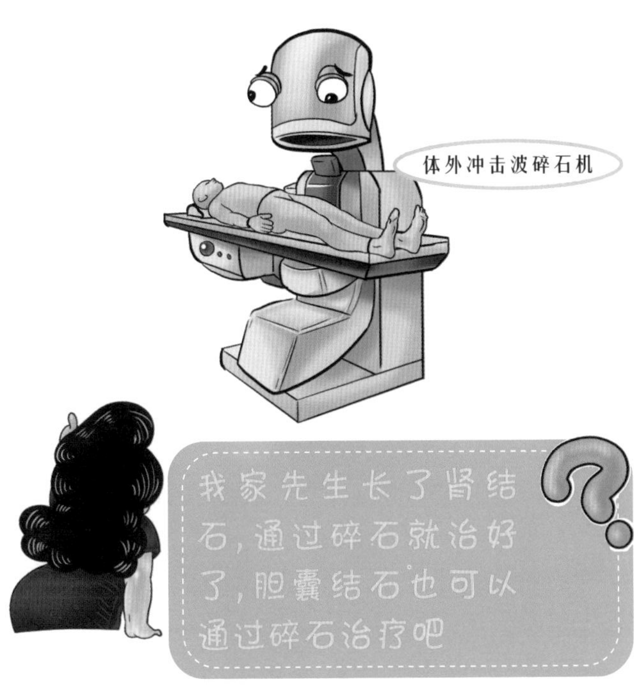
体外冲击波碎石机
我家先生长了肾结石，通过碎石就治好了，胆囊结石也可以通过碎石治疗吧

尿路结石经碎石后可以通过尿液排出体外，可胆囊结石粉碎后，却很难被排出。

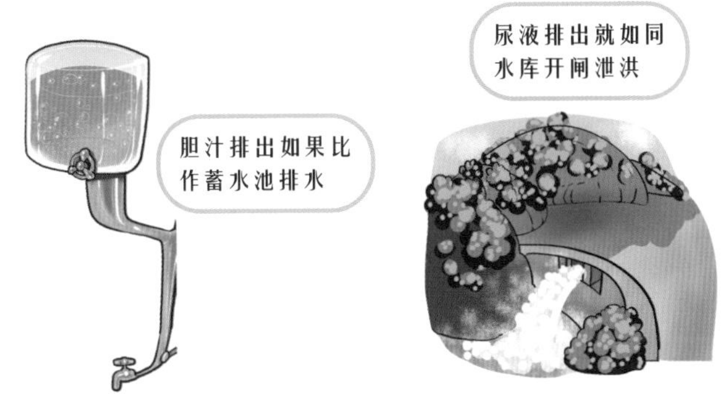
胆汁排出如果比作蓄水池排水
尿液排出就如同水库开闸泄洪

尿路系统的排泄冲刷力要大得多。

另外，胆结石碎石如果要排出，还要通过两个狭窄的关口。

第一个狭窄是胆囊管，胆囊管管径只有 2～3 毫米。

第二个狭窄是胆管下端的乳头开口，此处比胆囊管管径更细小。

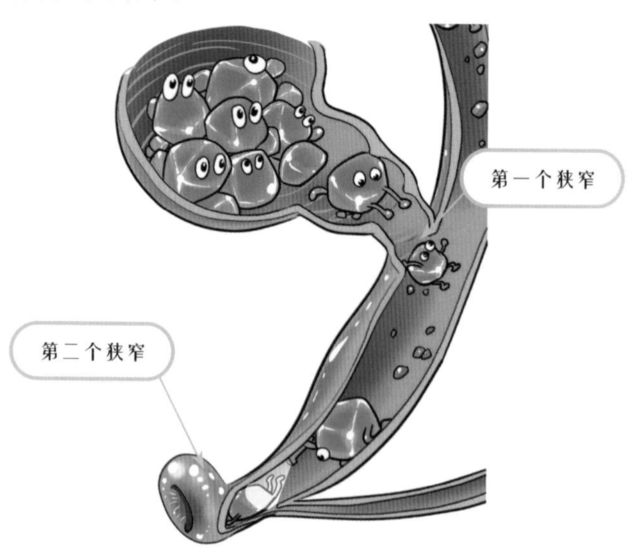
第一个狭窄
第二个狭窄

尤其是胆管下端通往十二指肠的乳头开口直径很细小，而且有括约肌控制开放，小的结石很难通过乳头开口。

若碎石后，胆囊中小结石卡在胆囊管内，可引起急性胆囊炎；即使侥幸通过胆囊管到胆管内，小结石挤在胆管内无法排出，也可能会继发致命的急性化脓性胆管炎或急性胰腺炎等，危险更大。因此，胆囊结石不主张碎石治疗。目前治疗胆囊结石的金标准就是胆囊切除术。

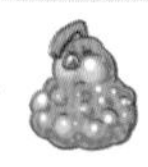

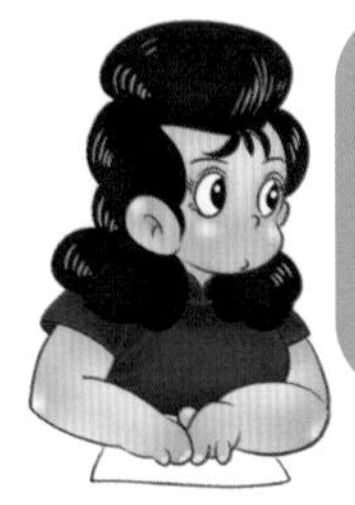

我患胆囊结石1年了，没什么感觉，是不是不需要手术治疗

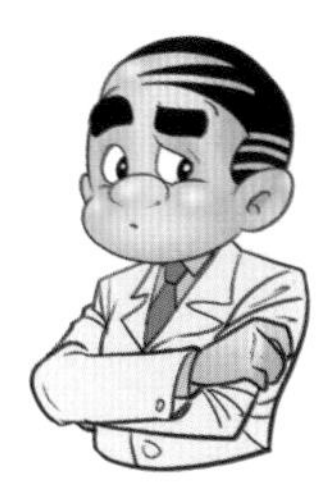

部分胆囊结石的病人可能长达数年都不痛不痒，医学上称为无症状结石或静止性结石，但这并不是说，静止性结石不需要定期检查和手术治疗，它可能更危险。

因为，部分静止性胆囊结石的病人当因上腹部疼痛等症状就诊时，发现胆囊已经发生癌变，而且是晚期了。所以说，有些不痛不痒的结石就像沉默的杀手。而有疼痛等症状的胆囊结石病人因忍不住疼痛，及时到医院看病，往往在胆囊发生癌变前，就手术切除胆囊了，自然不会因此发生胆囊癌了。

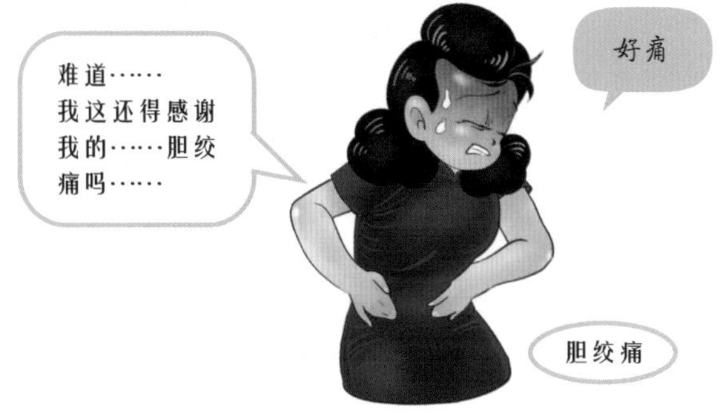
难道……
我这还得感谢
我的……胆绞
痛吗……
好痛
胆绞痛

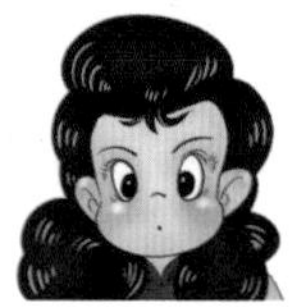

胆囊结石会变癌？胆教授，您可别吓我呀

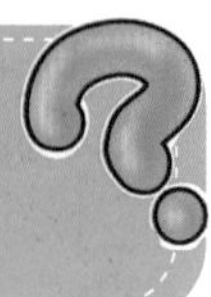

2019年，我统计了一下我收治的胆囊结石病人，其中，25例胆囊结石癌变了。年龄最大的90岁，最小的32岁。一些胆囊结石癌变病人，一经发现就是肝、肺、腹膜等部位广泛转移，根本没有机会再做手术，这些病人若药物治疗没效果，一般只能存活3个月左右。

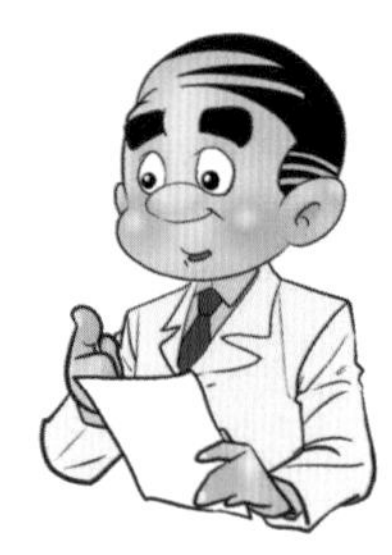

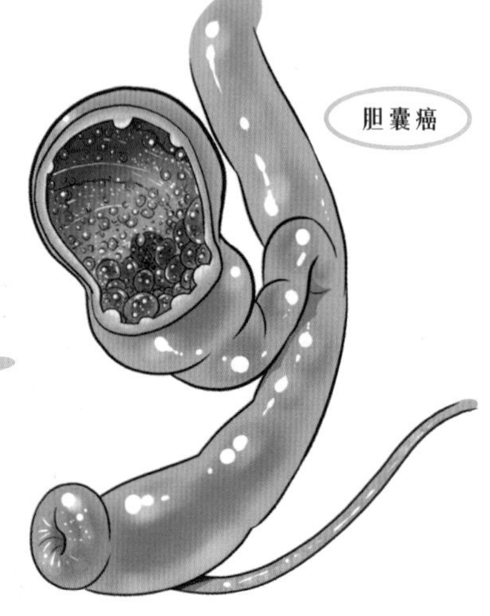
胆囊癌
各位，我在后面的章节等你们……

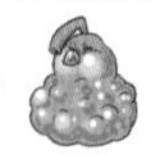

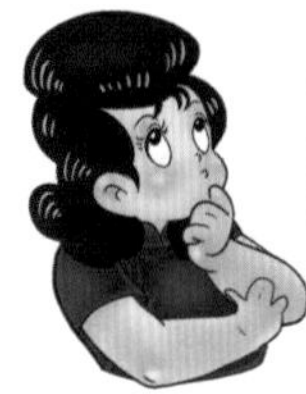

我不明白，胆囊结石
怎么会变成胆囊癌呢

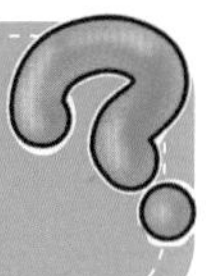

胆囊结石向前走两步
就可能变成胆囊癌，
就差两步！

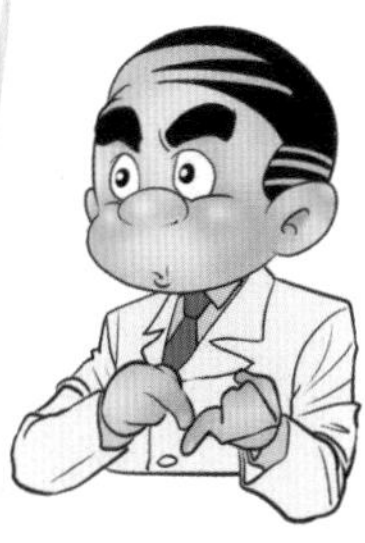

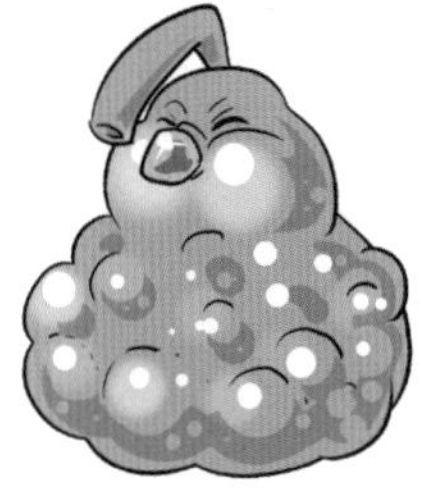

胆囊结石

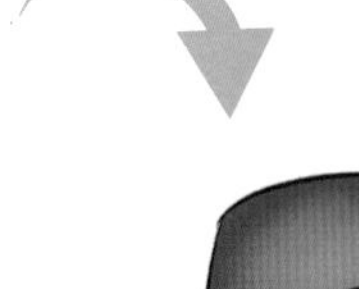

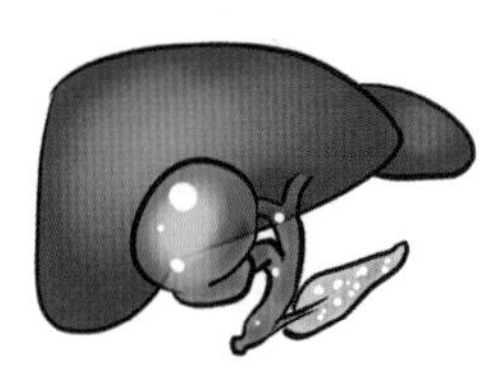

胆囊炎

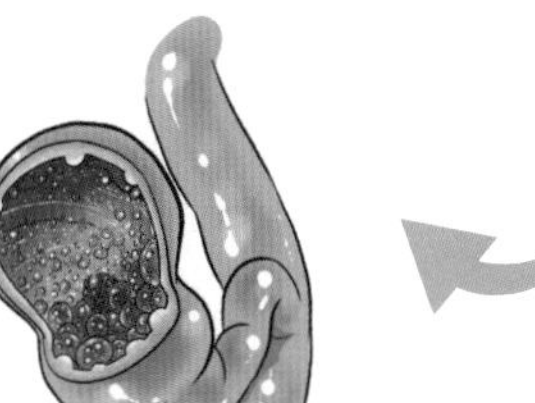

胆囊癌

胆囊结石不仅会摩擦、刺激胆囊黏膜发生炎症，还可并发某些细菌感染，最后激活某些致癌基因。因此，长期炎症、细菌感染和癌基因激活一起“使坏”，就会诱发胆囊癌变。胆囊癌恶性程度高，发展迅速，根本不给病人还手的机会，也不给医生帮助的可能。

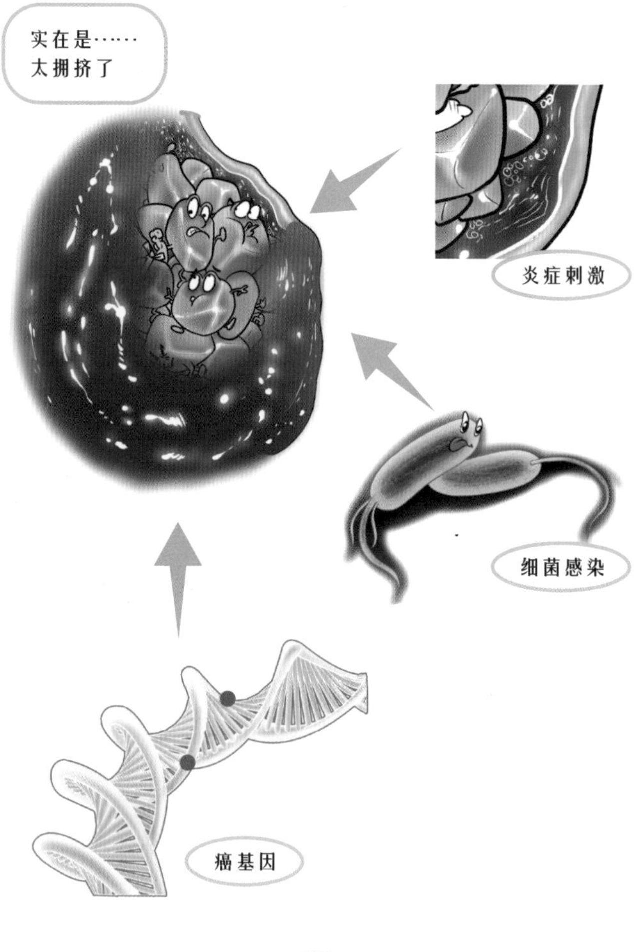

实在是……
太拥挤了
炎症刺激
细菌感染
癌基因

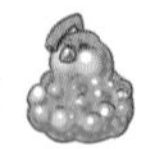

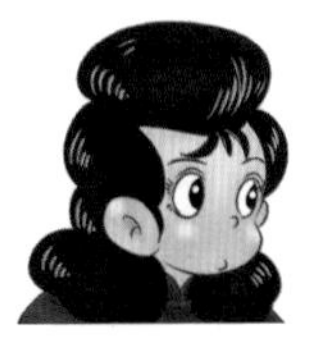

胆绞痛发作是怎么样的？胆绞痛发作了该怎么办

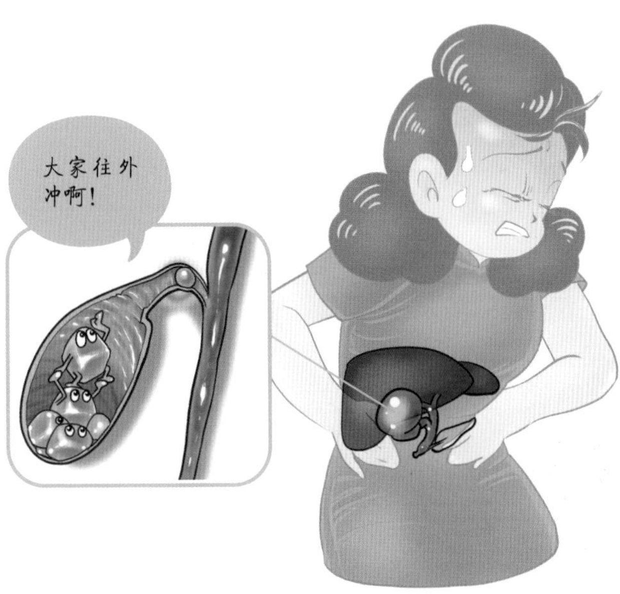
大家往外冲啊！

胆绞痛发病急，一般出现在饱食、进食油腻食物后，或过度疲劳、不规则熬夜后。此时，结石卡在狭小的胆囊管处就会引发胆绞痛，痛得让人直冒虚汗，痛不欲生。胆绞痛发作后，应及时到医院急诊科看医生。

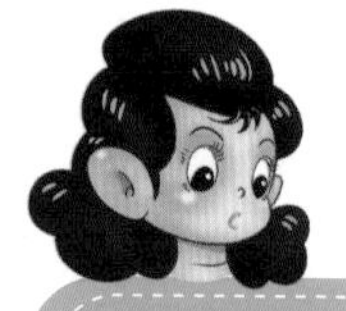

听说胆囊结石还可以引起急性胰腺炎，胆囊结石有多少危害呀

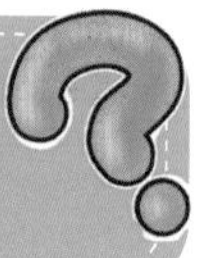

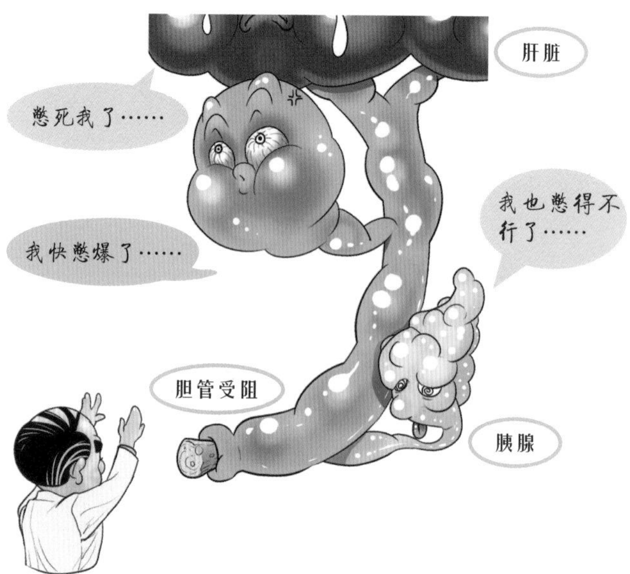
肝脏
憋死我了……
我快憋爆了……
我也憋得不行了……
胆管受阻
胰腺

胆囊结石最大的慢性危害是引起胆囊癌变，而最常见的急性危害是诱发急性胆囊炎、急性胆管炎和急性胰腺炎等。严重者可导致胆囊坏死、穿孔，胆管化脓，败血症，甚至胰腺坏死，引起生命危险；巨大的胆囊结石还可以穿透肠壁跑到肠管内，引起胆石性肠梗阻。所以，得了胆囊结石，千万不能掉以轻心。

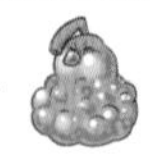

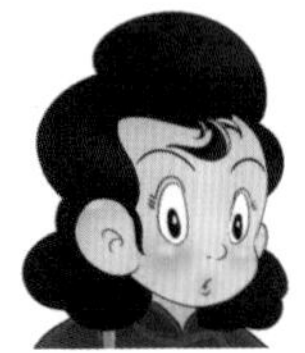

帮我开个B超或者CT复查一下，是不是需要做手术了

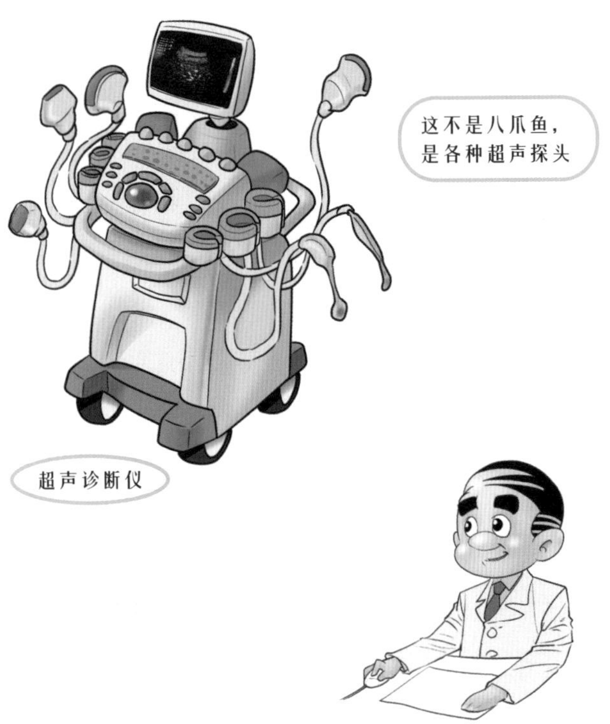
这不是八爪鱼，
是各种超声探头

超声诊断仪

B超检查无创伤，无辐射，操作简便，可反复多次检查；检查后马上出报告，费用也低。若B超检查发现有异常变化，可进一步做CT、磁共振等其他检查。若没吃早饭来医院，可先做B超。

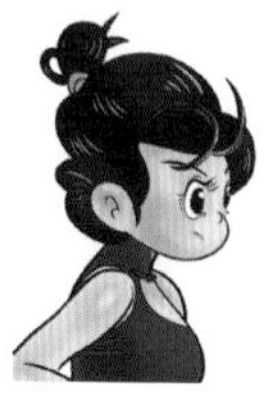

我做乳腺B超是不需要空腹的，为什么做胆囊超声检查需要空腹呢

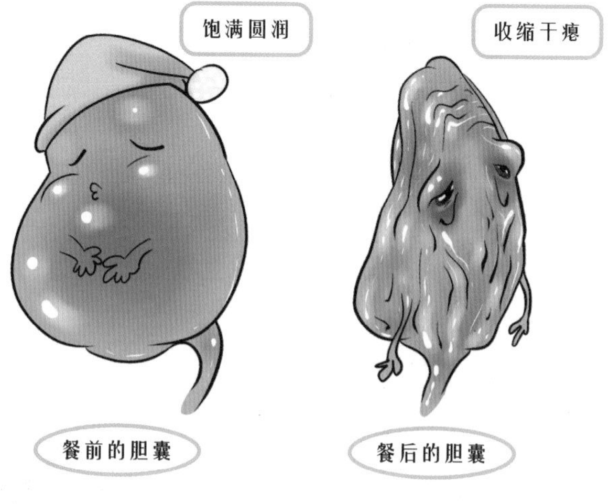

饱满圆润
收缩干瘪
餐前的胆囊
餐后的胆囊

皱缩成一团的东西总是比较难看清的……

做腹部B超检查都需要空腹，因为空腹状态下胆囊内充满胆汁，胆囊壁有一定张力，B超才能够检查清楚；进食会使胆囊收缩，此时检查容易漏诊胆囊息肉、胆囊肿瘤等疾病；空腹还可以避免胃肠气体的干扰。

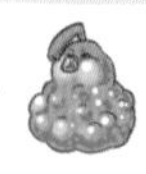

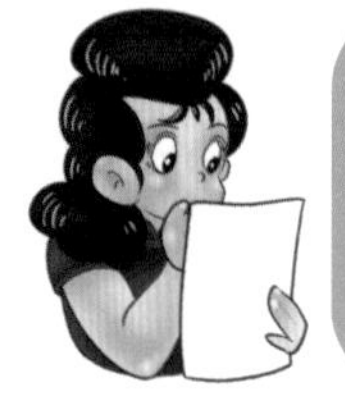

我的胆囊结石不是很大，是不是不需要手术呀

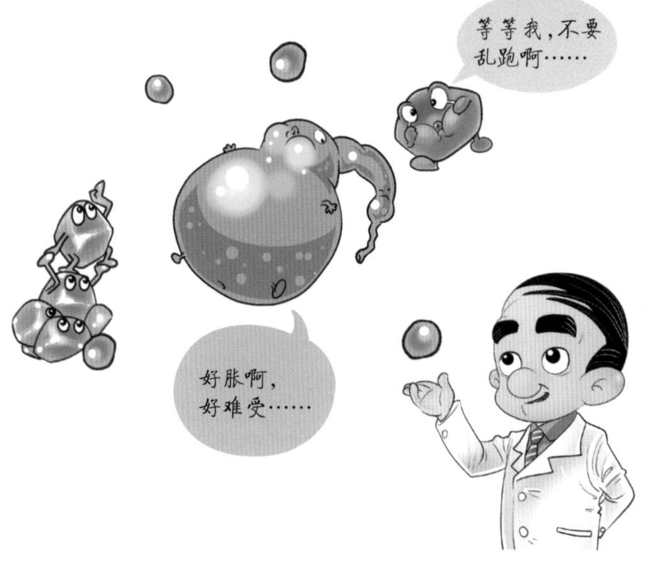
等等我，不要乱跑啊……
好胀啊，好难受……

是否需要手术与胆囊结石大小没有关系。胆囊内的小结石就像小精灵，喜欢在胆囊内打滚，结石滚到狭小的胆囊管内卡住了，就会引起胆绞痛；或者好不容易挤到胆管内，被细小的胆管下端乳头开口卡住了，也会开始大闹，诱发急性化脓性胆管炎，若闹到邻居胰腺阿姨，就会发生急性胰腺炎。胆囊内的大结石，虽然像老古董，不爱动，病人也不会痛，可破坏力却不小，会反复“折腾”胆囊，直到引起胆囊癌变。

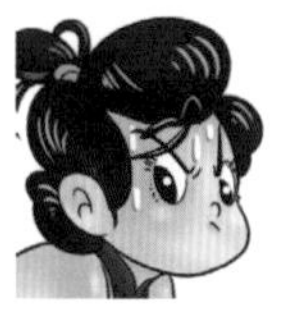

胆囊切了不是少了一个器官？我听朋友说，可以把结石取出来，胆囊保住，叫什么"保胆取石术"，我也想做这个手术，可以吗

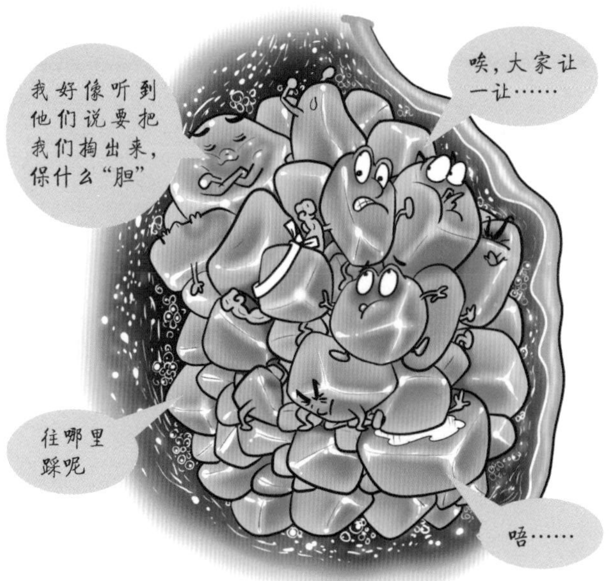
我好像听到他们说要把我们掏出来，保什么"胆"
唉，大家让一让……
往哪里踩呢
唔……

行"保胆取石术"，术后不仅胆囊结石容易很快复发，而且结石引起的胆囊炎症不会消退，还是诱发胆囊癌的潜在杀手。因此，专家们反对"保胆取石术"，科学治疗胆囊结石的方法就是胆囊切除术。

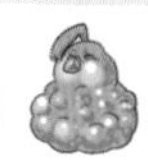

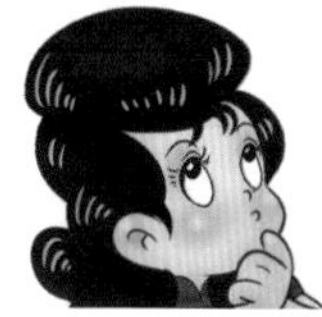

我最近工作比较忙，能否2个月后再来做胆囊切除术呢

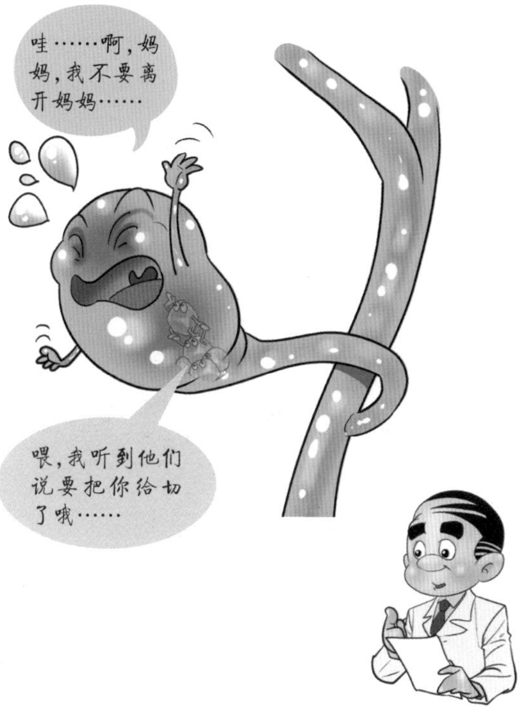
哇……啊，妈妈，我不要离开妈妈……
喂，我听到他们说要把你给切了哦……

你的B超报告显示胆囊有多发结石，最大1.5厘米，胆囊壁轻度增厚，建议按计划做腹腔镜胆囊切除术。等待手术的这段时间，要清淡饮食、避免疲劳，防止胆囊炎急性发作；万一急性胆囊炎发作了，要及时来医院就诊，不要忍，也不要拖。

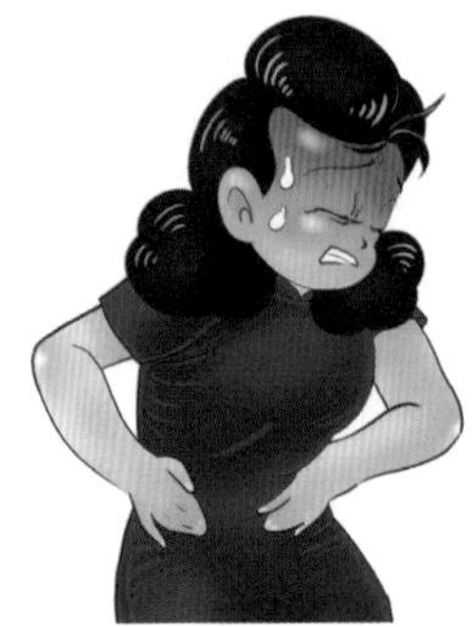

万一我胆囊炎急性发作,是不是可以急诊手术呢

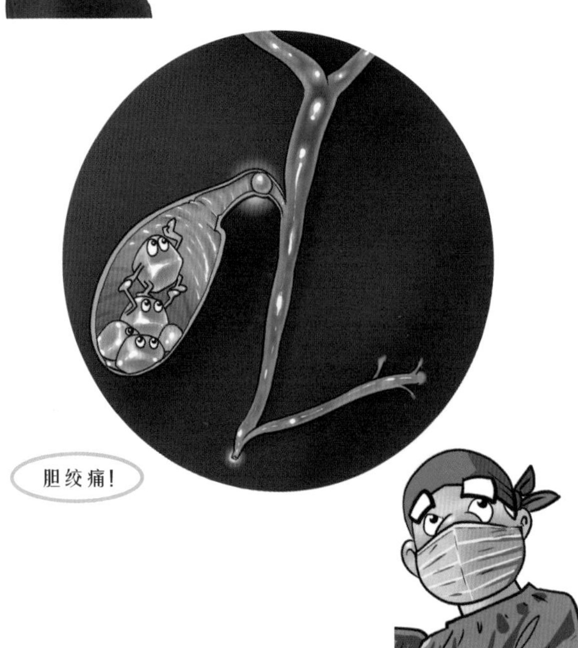
胆绞痛!

胆囊炎急性发作时,应及时去医院就诊,是否需要急诊手术应由专业医生判断。一般情况下,在没有并发急性胰腺炎或出现其他影响手术因素的情况下,可以进行急诊胆囊切除术。

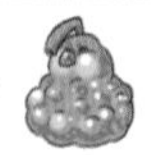

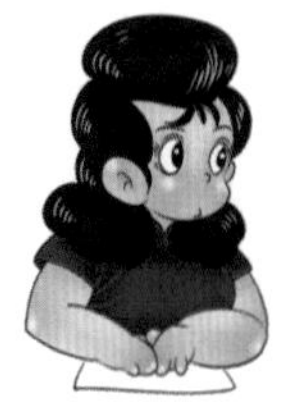

我一个朋友发现胆囊结石2年多了，可是工作很忙，没有时间来做手术，他让我问问，要不要紧呀

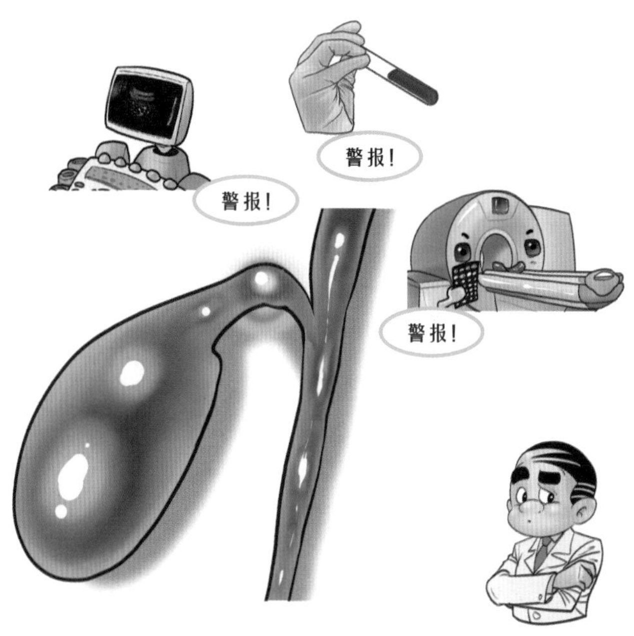
警报！
警报！
警报！

要不要紧，需要到医院检查一下才能判断。如果有了胆囊结石，工作再忙，也要每年至少去医院检查1次或2次，必要时及时行手术治疗。要警惕胆囊癌变，不应该因工作忙而延误病情。

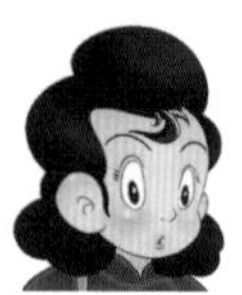

病人自己可以发现胆囊癌高危信号吗
做哪些检查可以发现胆囊癌高危信号呢

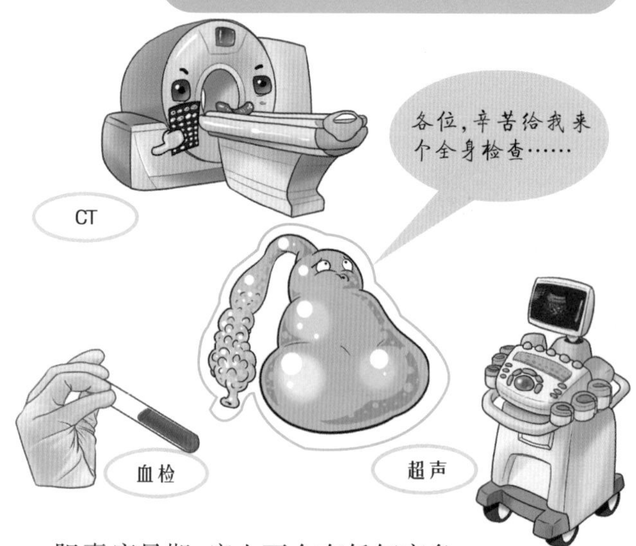
各位，辛苦给我来个全身检查……
CT
血检
超声

胆囊癌早期，病人不会有任何高危信号，等到病人疼痛、眼睛变黄、乏力再来检查时，可能胆囊癌已经晚期了。做B超、CT或验血检查肿瘤标志物就可以发现胆囊癌高危信号。我们极力建议有胆囊癌潜在危险信号的胆囊结石病人及时做胆囊切除术，避免胆囊癌的发生而酿成悲剧。

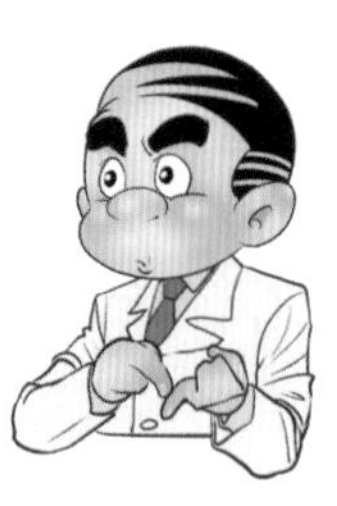

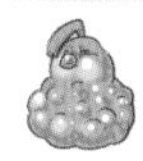

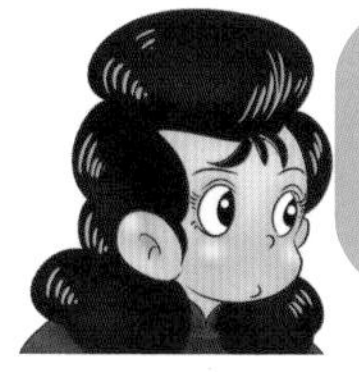

哪些胆囊结石需要及时手术呢

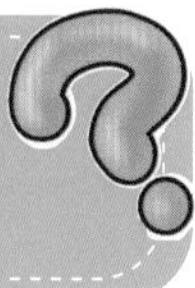

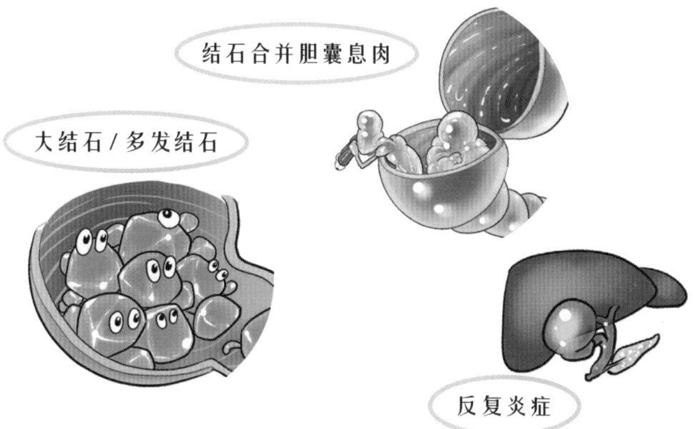
结石合并胆囊息肉
大结石 / 多发结石
反复炎症

根据病史、B 超或 CT 检查发现有以下任何一种情况的胆囊结石患者，需要及时手术。

- 胆囊内单发较大（> 15 毫米）结石或多发结石。
- 伴有胆囊息肉。
- 胆囊壁增厚（胆囊有慢性炎症）。
- 胆囊壁钙化或陶瓷样胆囊。
- 胆囊萎缩。
- 发现胆囊结石 5 年以上。
- 有疼痛、发热等症状。
- 无结石的急性胆囊炎反复发作。
- 既往发生急性胰腺炎或继发胆管结石。

还有一些**特殊的胆囊结石病人**，也建议及时手术。

◆ 合并糖尿病：容易诱发急性胆囊炎发作，甚至继发坏疽穿孔。

◆ 年纪较大，合并有心、肺等基础疾病。

◆ 准备怀孕生小孩的女性，因为怀孕期间，胆绞痛万一发作可能影响胎儿，甚至会保不住小孩。

◆ 特殊从业人群：如要去边远或交通不发达地区较长时间，或长期从事野外工作者等。

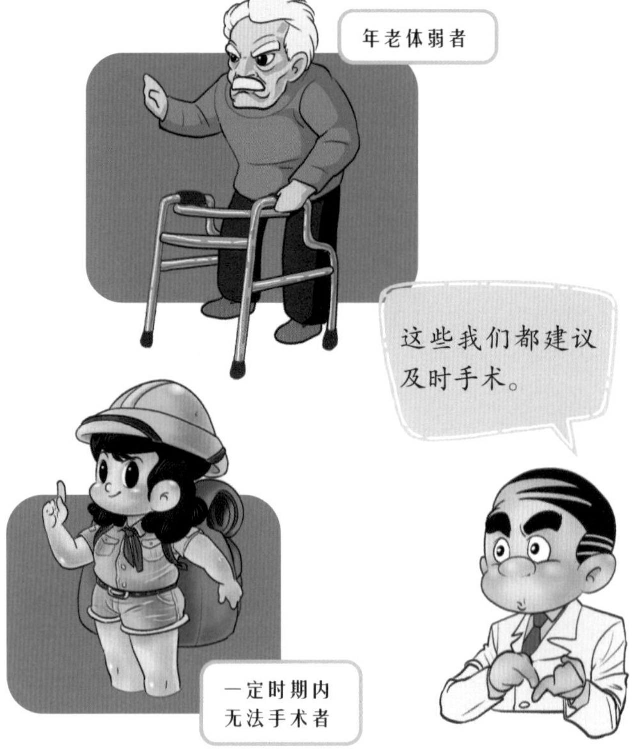
年老体弱者
这些我们都建议及时手术。
一定时期内无法手术者

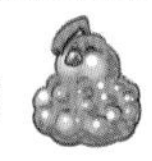

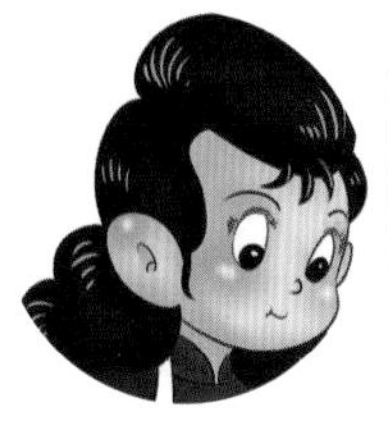

胆囊切除术都是腹腔镜微创手术吗？腹腔镜手术做得干净吗

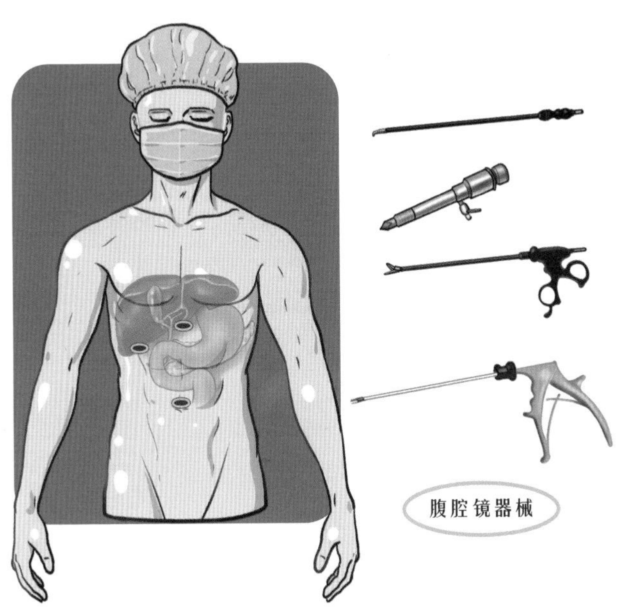
腹腔镜器械

腹腔镜胆囊切除术是手术医生将腹腔镜专用的手术器械从病人肚皮上“钥匙”孔样的小切口伸进腹腔内，通过电视屏幕清晰地将胆囊切除，连同结石一起套入一个口袋中完整取出。腹腔镜胆囊切除术切口小、疼痛轻。一般术后6小时就能下床活动，术后第一天就能出院了。

如果胆囊结石炎症反复发作，胆囊与胆管粘连严重就很难分开了，此时还需要做传统的开腹胆囊切除术。因此，不要等到病重才来手术。

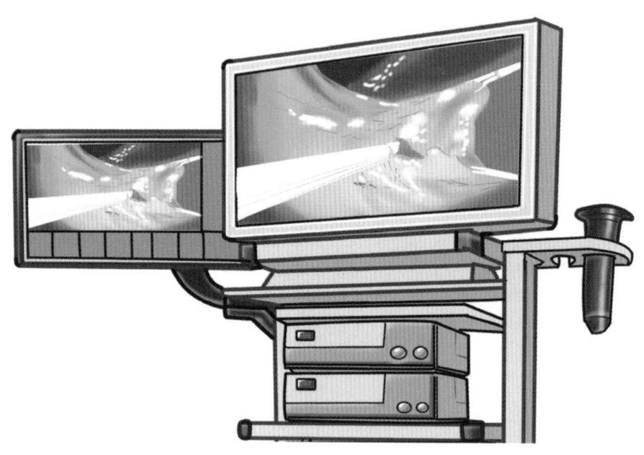

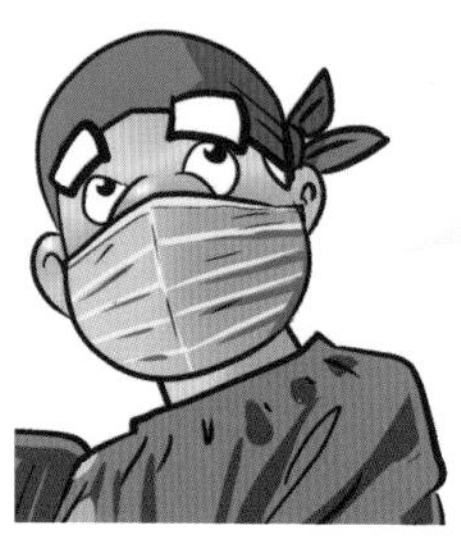
粘连严重，若无法由腹腔镜分离胆囊，就只能转开腹手术了。

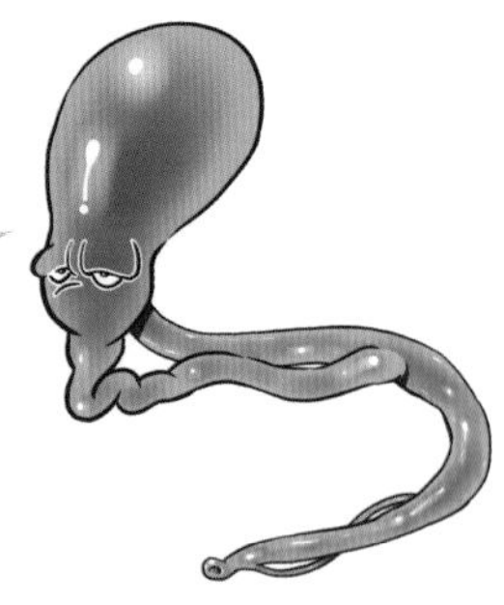
不是我不肯下来，胆囊炎反复发作后，身体跟旁边的组织都粘一块儿了，实在是……

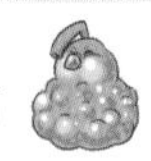

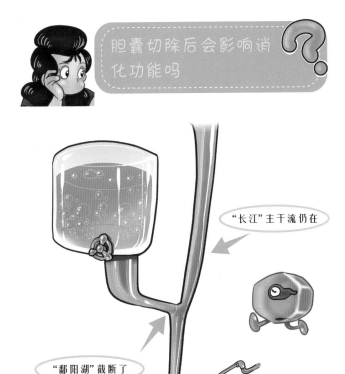

胆囊切除后会影响消化功能吗

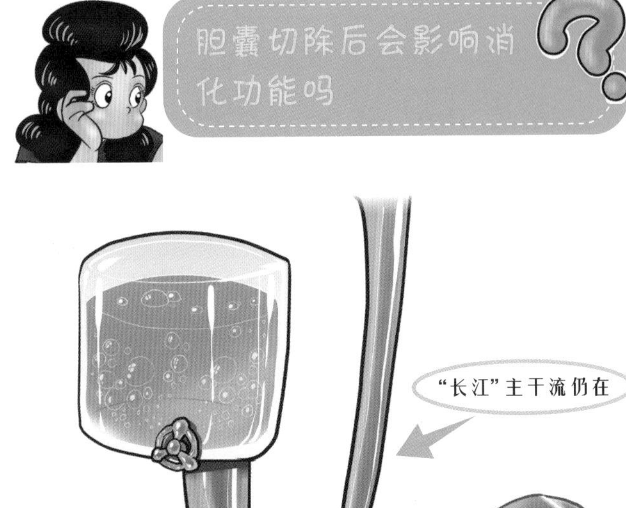
"长江"主干流仍在
"鄱阳湖"截断了
肝脏分泌的胆汁，还是照样由胆管下端乳头开口流入肠道

医学研究资料证明，切除胆囊不会明显影响人的健康，何况所切除的胆囊是有病的胆囊。大多数胆囊切除后的病人没有什么不良反应，少数病人手术后短期内可能出现不同程度的腹胀、嗳气、大便次数增多。

这是因为胆囊切除后，肝脏分泌的胆汁持续滴入肠道，肠腔内胆酸浓度增加，会刺激肠黏膜分泌增加，从而导致大便次数增多，短期可通过吃药治疗，长期由于胆管的代偿作用，症状会减轻或消失。

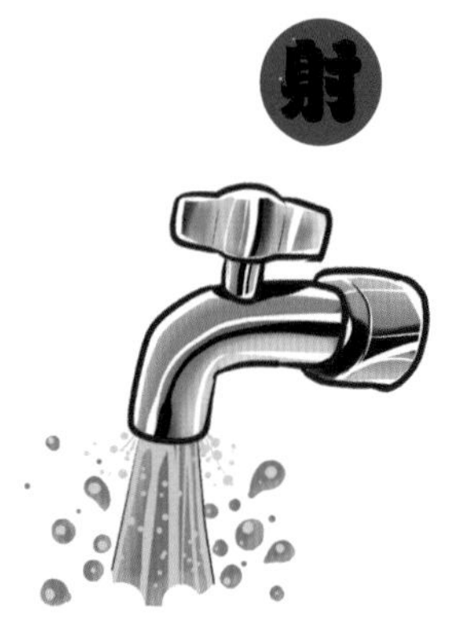
射

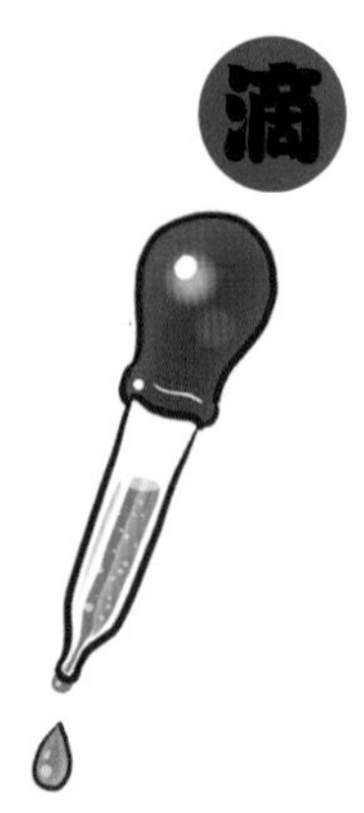
滴

正常胆囊会定期开放，释出足量的胆汁，“射”入肠道。

切除胆囊后，胆汁只能持续“滴”入肠道。

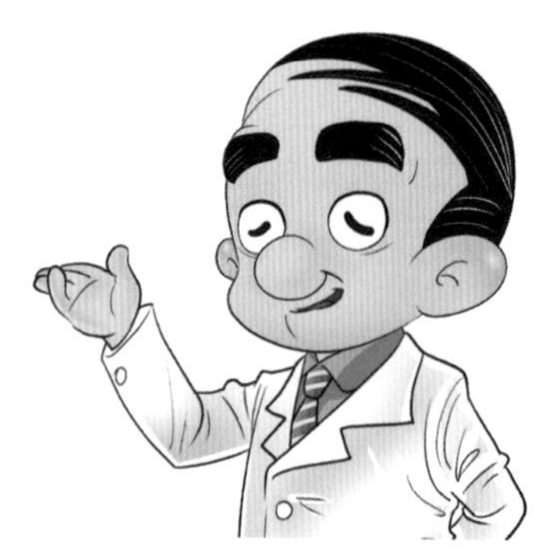

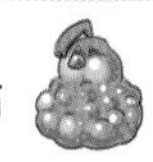

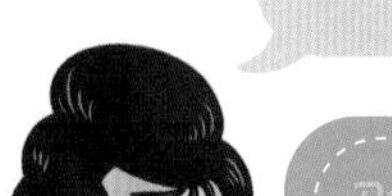
唉……

那有没有办法治疗这种情况的腹胀、嗳气呢

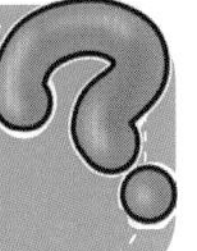

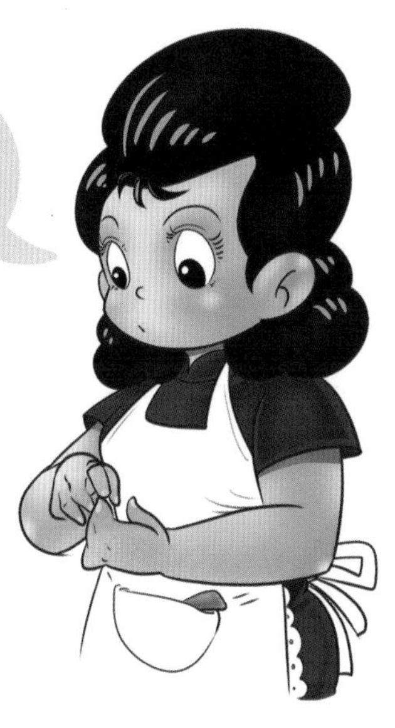
家里包的包子、饺子都改素馅儿：白菜豆腐馅儿、白菜香菇馅儿……

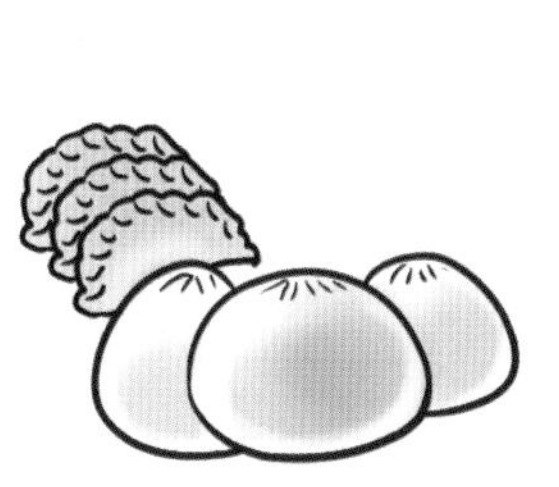

切除胆囊后短期内（3 个月左右）建议病人清淡饮食，少食多餐；口服复方阿嗪米特肠溶片等补充消化酶类的药物，能高效促进胆汁分泌，有利于脂肪类食物的消化和吸收，从而快速消除腹胀，减少腹泻。

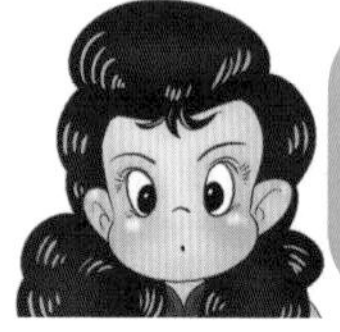

胆囊切除后会引起胃炎吗？容易得大肠癌吗

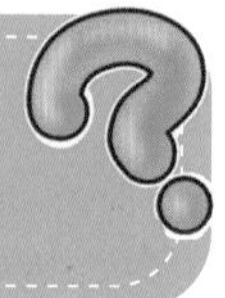

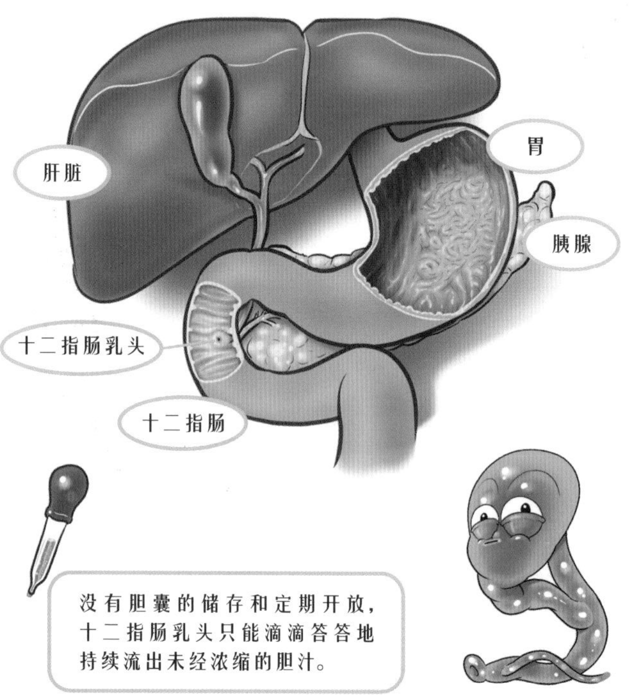
肝脏
胃
胰腺
十二指肠乳头
十二指肠
没有胆囊的储存和定期开放，十二指肠乳头只能滴滴答答地持续流出未经浓缩的胆汁。

胆囊切除后，胆汁仍然和胆囊切除前一样排到十二指肠内，不是直接排到胃内；未切除胆囊的病人患有胆汁反流性胃炎也很常见，是否发生胆汁反流性胃炎主要与胃的幽门功能有关。

大量医学研究已经证实，大肠癌的发生与胆囊切除没有关系。

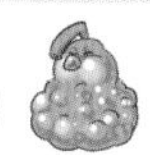

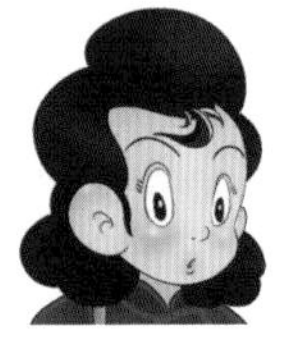

那胆囊切除后结石还会复发吗

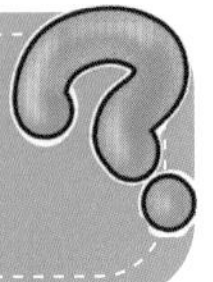

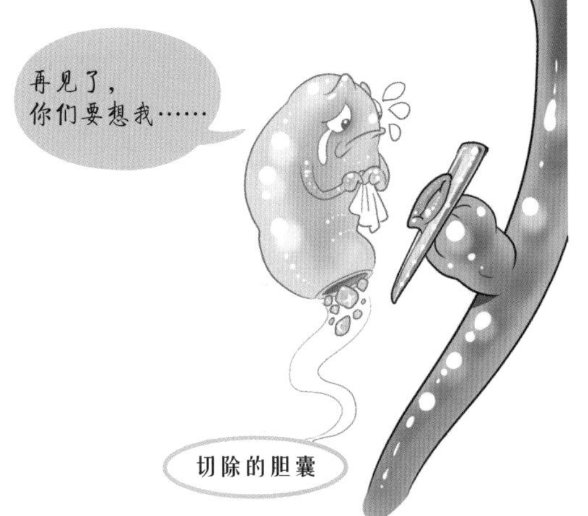
再见了，
你们要想我……
切除的胆囊

"皮之不存，毛将焉附"。

行胆囊切除术后，胆囊结石不会复发，因为，胆囊切除了，就没有长胆囊结石的地方了。

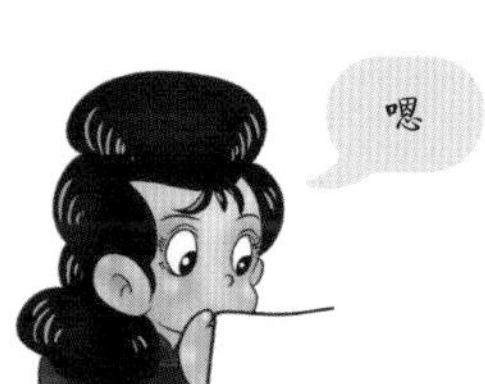
嗯

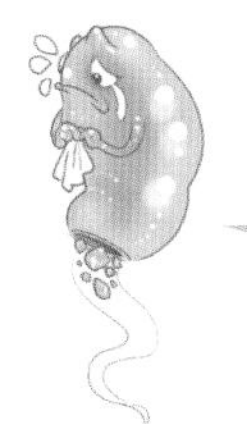
主人，决定要让我走了吗？

胆囊切除后容易长胆管结石吗

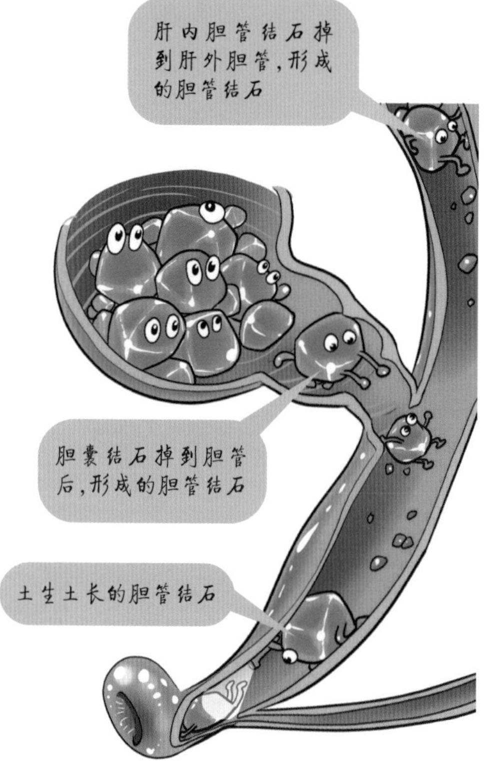
肝内胆管结石掉到肝外胆管，形成的胆管结石
胆囊结石掉到胆管后，形成的胆管结石
土生土长的胆管结石

胆管结石一般分为两种：一种是出生在胆管内的；另外一种是出生在胆囊或者肝内胆管内，由于没有及时手术掉到了肝外胆管内的，叫继发性结石。因此，胆管结石与胆囊切除术不仅没有关系，切除胆囊还可以减少继发性胆管结石的发生。

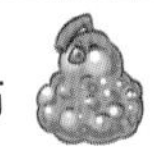

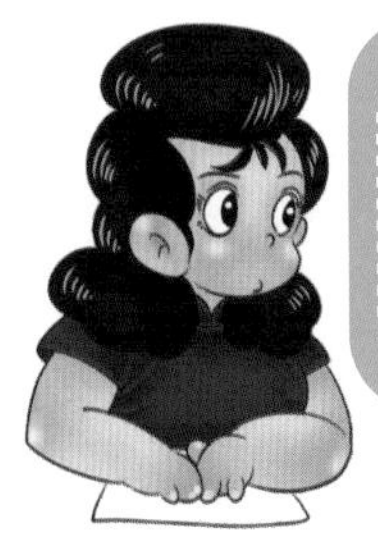

好吧，我明白了，我想早点儿来手术，怎么预约呢

我给你预约一下住院和手术时间。当天早上来住院时千万不要吃早饭，要进行术前检查。若临时有急事要更改手术日期，可以打电话通知我们的入院中心。再见！

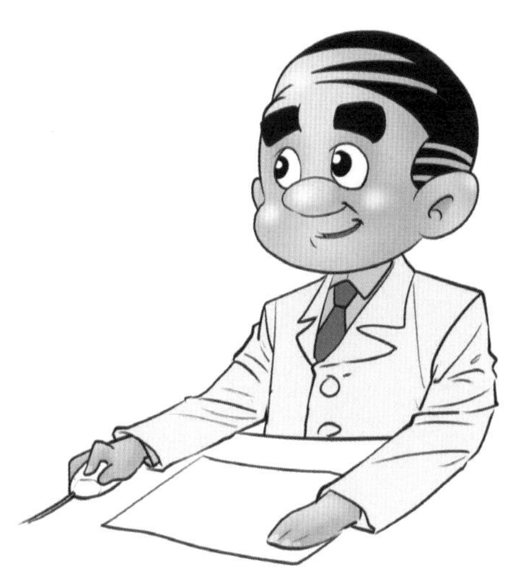

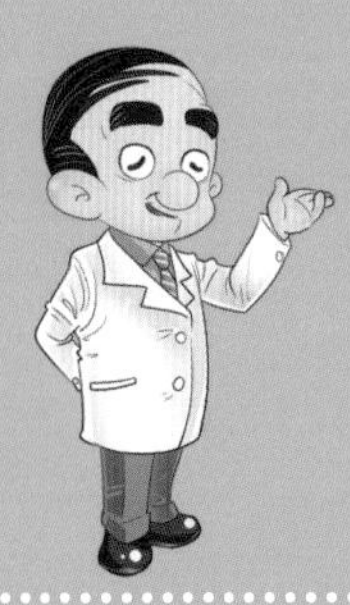

第二部分

胆管结石

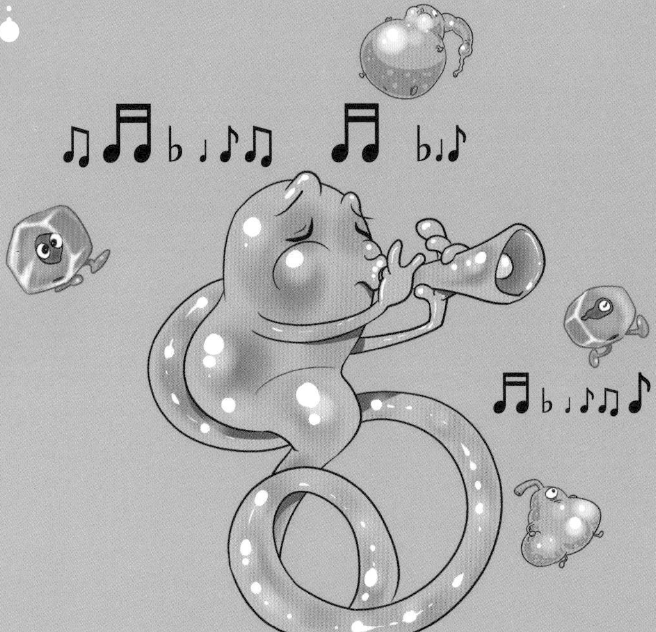

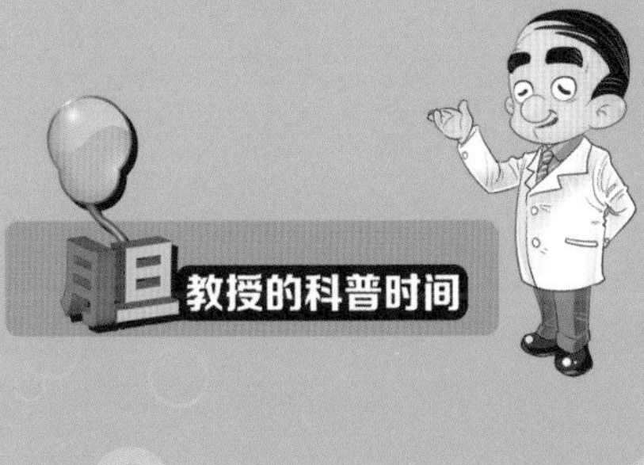

胆教授的科普时间

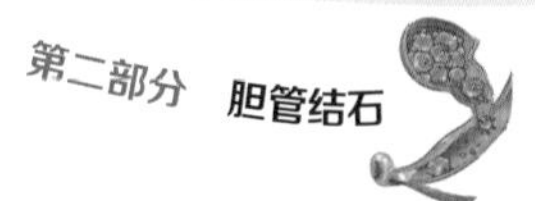

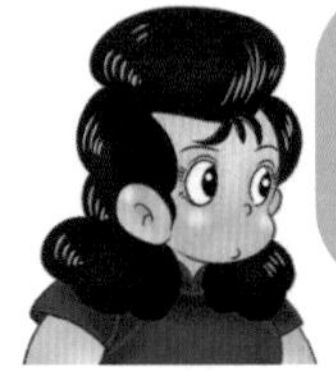

胆管长在什么地方？胆管只有一条吗

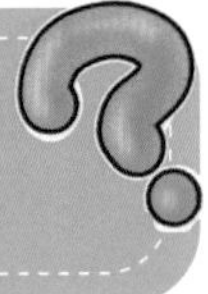

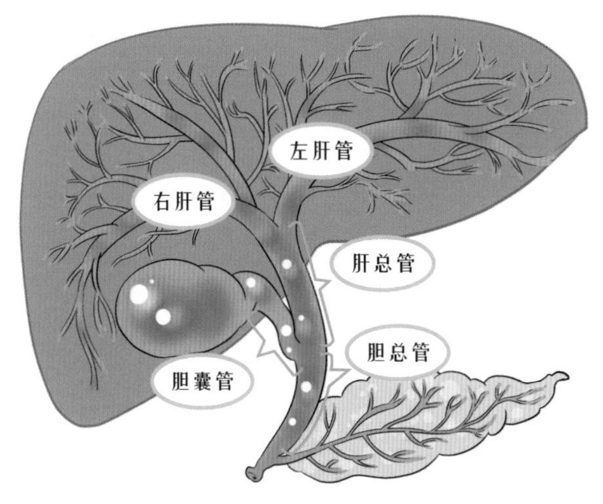
左肝管
右肝管
肝总管
胆总管
胆囊管

胆管由复杂的肝内胆管和肝外胆管系统组成，肝内胆管从毛细胆管开始，依次由各级密密麻麻的由小变大的肝内胆管最终汇合成左肝管和右肝管，左肝管与右肝管出肝汇合形成肝总管，肝总管与胆囊管汇合形成胆总管。绝大部分人的胆总管与胰腺的胰管会师，形成壶腹，然后开口于十二指肠大乳头。这个乳头作用可大了，该处肌肉的收缩与舒张控制乳头的开闭，将胆汁和胰液有规律地排到十二指肠内，同时阻止肠液倒流入胆管和胰管。

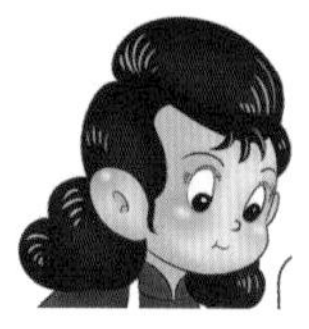

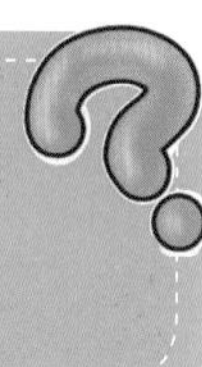

这绿莹莹的胆管看起来就像一条条河，有什么用啊

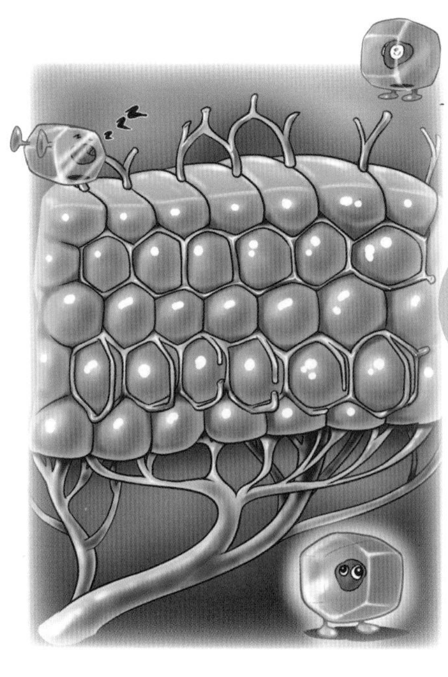

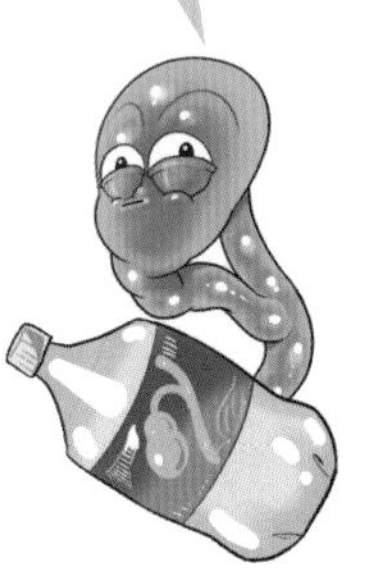
胆囊每天都要通过这些管道，“喝”下近1升的胆汁……

胆管的作用就是输送胆汁。肝细胞分泌胆汁后经毛细胆管、各级胆管及肝总管后储存于胆囊。进食后，储存在胆囊内的胆汁经胆囊管进入胆总管，然后开放十二指肠乳头，将胆汁输送到十二指肠，从而起到消化食物的作用。

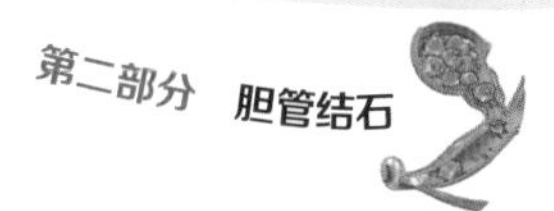

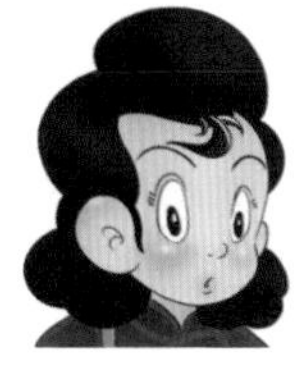

听说胆管也会长结石，与胆囊结石有区别吗

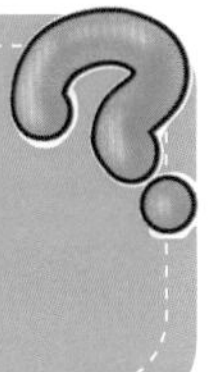

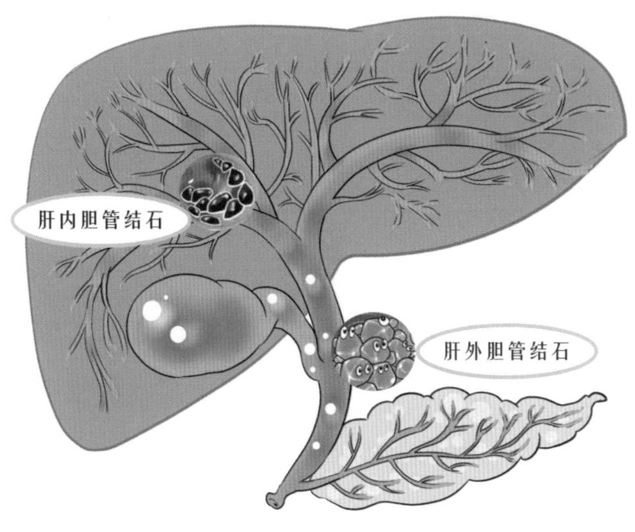
肝内胆管结石
肝外胆管结石

胆管长结石很常见。出生在肝内胆管的结石叫原发性肝内胆管结石；出生在肝外胆管的结石叫原发性肝外胆管结石；肝内胆管或胆囊内的结石跑到肝外胆管内，叫继发性胆管结石。因此，胆管结石和胆囊结石出生地不一样，它们的成分也不一样。

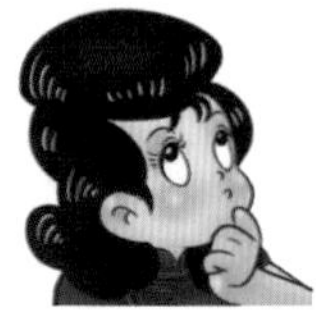
胆囊结石和胆管结石不都是石头吗，还有区别吗

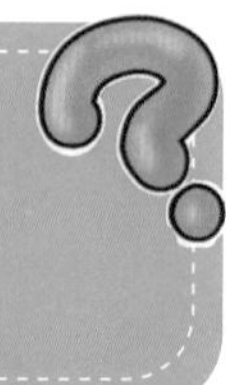

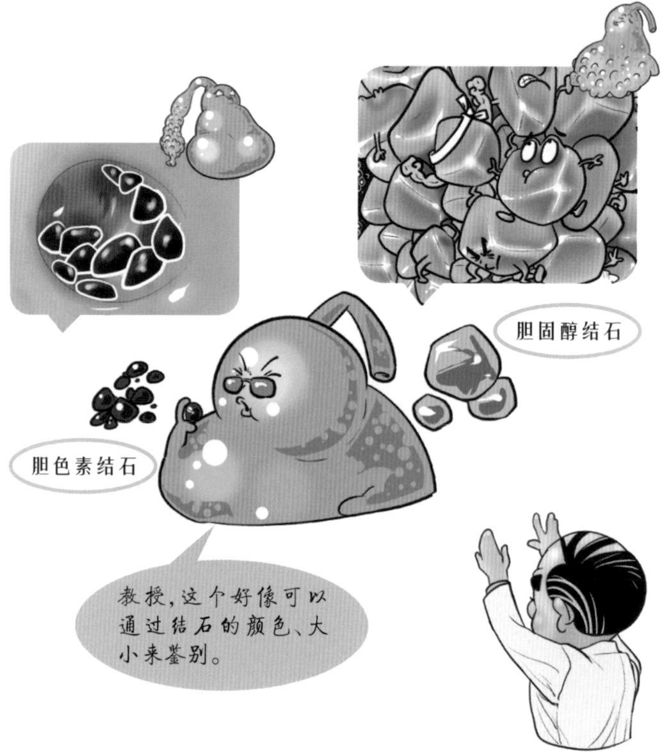
胆固醇结石
胆色素结石
教授，这个好像可以通过结石的颜色、大小来鉴别。

胆管结石按不同成分可分为胆固醇结石、胆色素结石和混合型结石，胆囊结石以胆固醇结石为主，原发性胆管结石以胆色素结石为主。这主要与它们形成的原因不一样有关系。

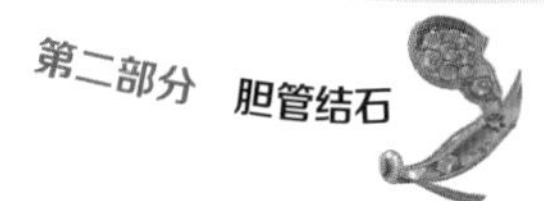

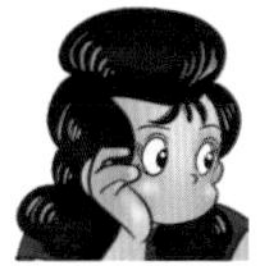

平时我们要注意哪些方面来预防胆管结石

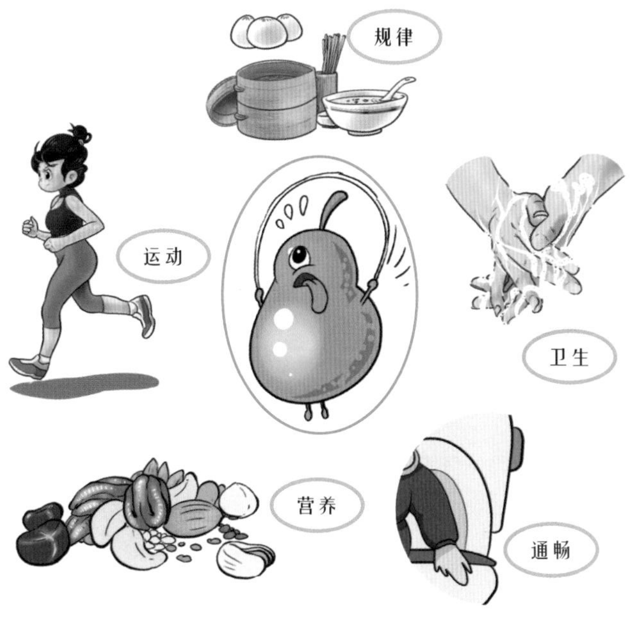
规律
运动
卫生
营养
通畅

良好的生活习惯和工作方式对预防胆管结石可起到重要作用:①注意个人卫生,饭前便后洗手,生吃的蔬菜、水果一定要洗干净,避免细菌和寄生虫感染;②每天规律进食并且多饮水;③控制脂肪的摄入量,多吃富含维生素及膳食纤维的食物;④保持大便通畅;⑤少熬夜,多运动。

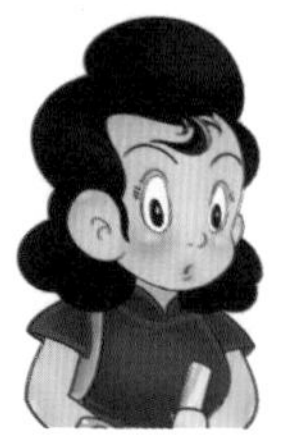

那胆管结石是如何长出来的？胆管结石遗传吗

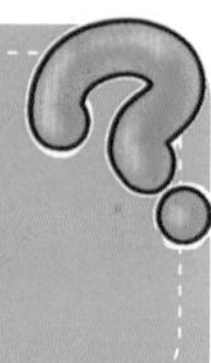

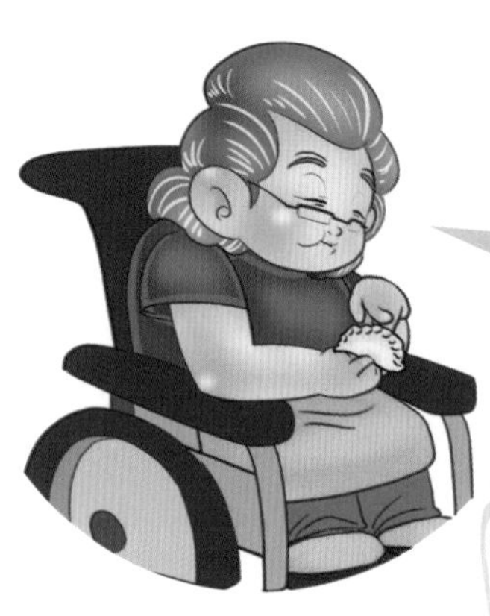

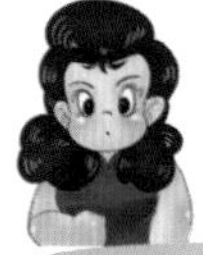

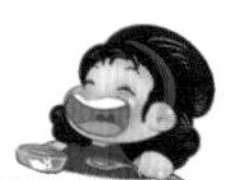

莫非还是和你姥姥，还有你妈——我有关系啊

胆管结石不会遗传，但饮食、生活习惯的“继承”还是会对其有影响的。

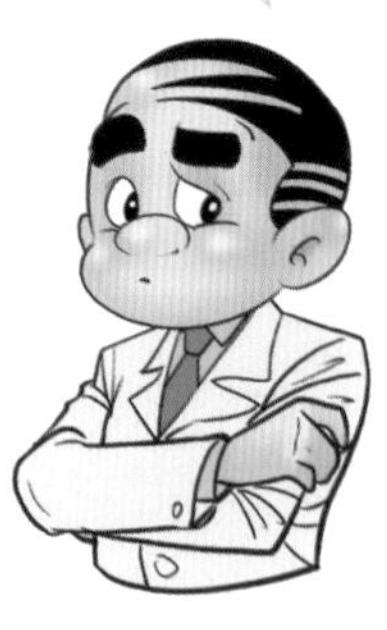

原发性胆管结石主要与胆道感染（细菌或寄生虫引起）、胆道狭窄、胆汁排泄功能不好等情况有关。胆管结石和胆囊结石一样，都不是遗传病，但其发病具有家族性聚集现象，这主要与共同的饮食、生活习惯及居住环境等因素有关。

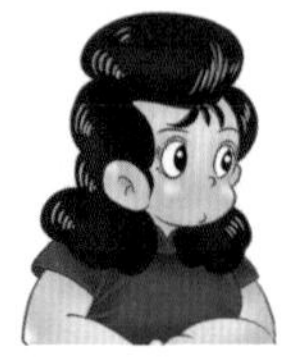

胆管结石有哪些危害？胆管结石也会癌变吗

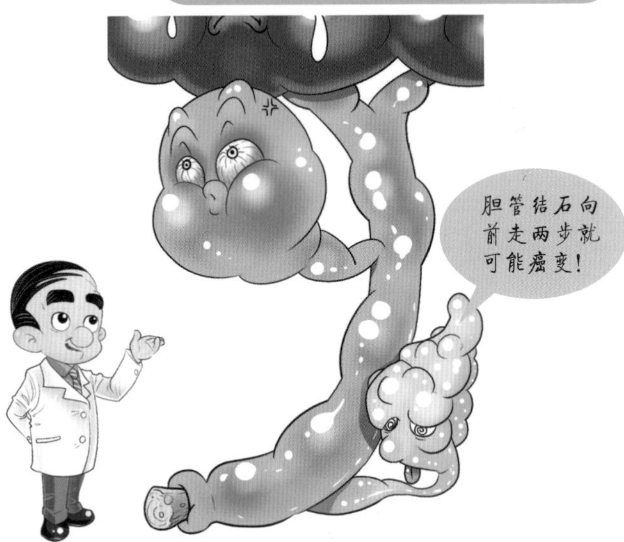
胆管结石向前走两步就可能癌变！

胆管结石堵塞胆管可引起急性胆管炎、急性胰腺炎，重则可引起肝脓肿、胆管化脓、败血症，甚至死亡；长久不治疗可引起肝萎缩、肝硬化、肝功能衰竭，甚至癌变等。

胆管结石反复摩擦胆管内壁可引起胆管炎症，与局部滋生的细菌一起“使坏”，长此以往，胆管可能慢慢就癌变了。肝内胆管癌变形成胆管细胞性肝癌，肝外胆管癌变形成胆管癌。

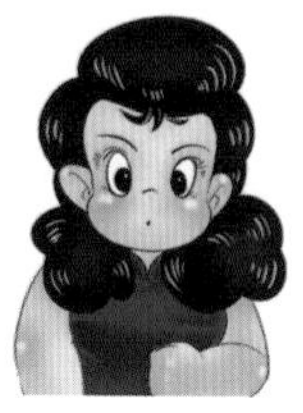

胆管结石如何诊断，怎么做了 B 超还要做 CT

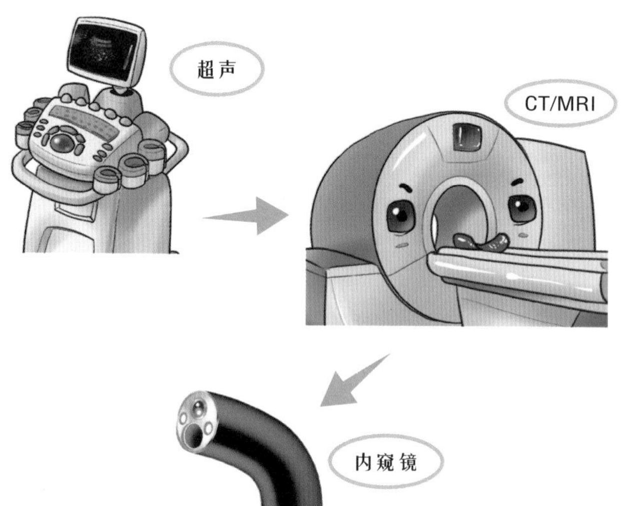

超声
CT/MRI
内窥镜

医生根据病人的症状和体征，如腹痛、发热、黄疸等，可以初步判断是否有胆管结石，确诊胆管结石的主要检查方法有肝功能检查、B 超、CT、磁共振以及内窥镜检查等。B 超是筛查胆管结石的首选方法，可明确胆管结石的大小、多少和部位，并且可探知有无胆管狭窄、扩张、肝萎缩和癌变等信息，若需进一步了解病情，往往还需要联合 CT 和磁共振等检查手段。

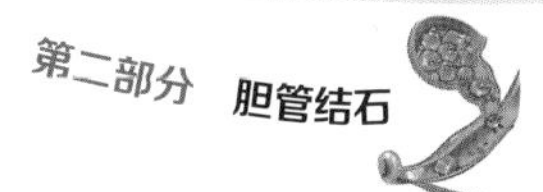

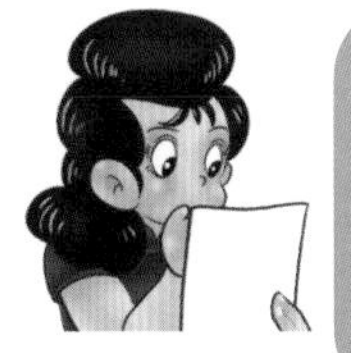

胆管结石可以通过吃药溶解或机器碎石治疗吗

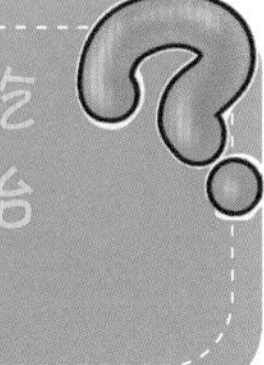

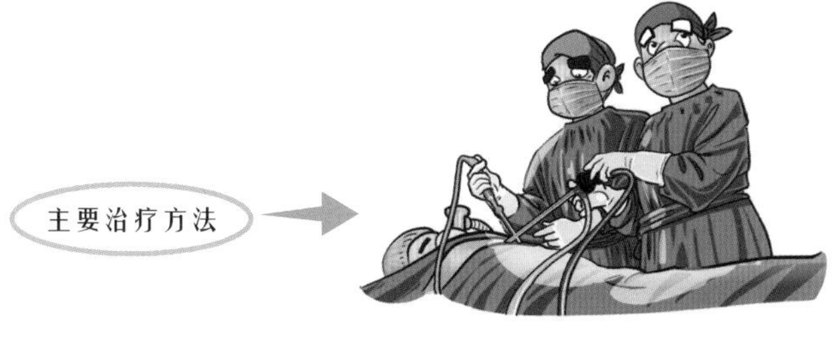
主要治疗方法

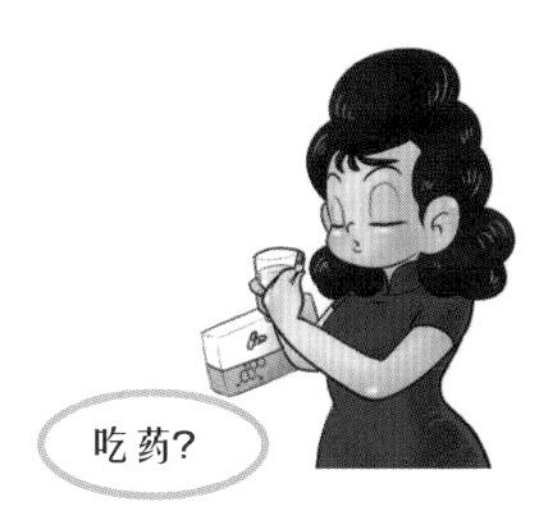
吃药?

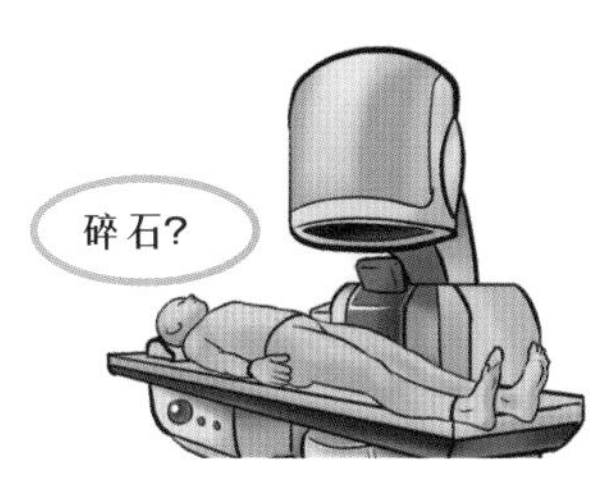
碎石?

吃药、机器碎石治疗没有效果!

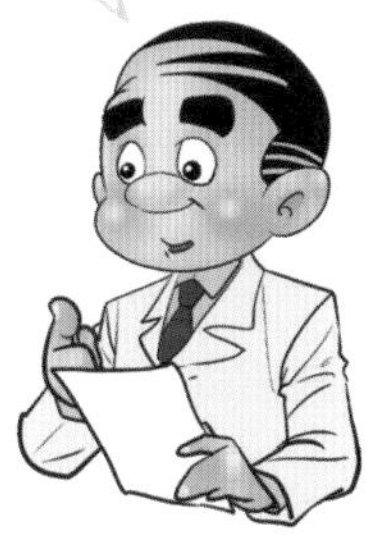

胆管结石的治疗主要是外科手术或内镜治疗,吃药溶解和机器碎石基本没有效果,不建议使用。不过有些胆管结石术后病人可以口服一些药物以预防结石复发。

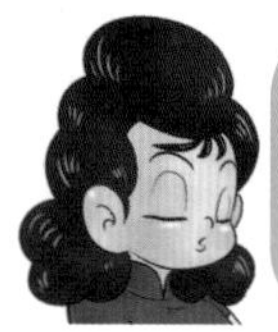

胆管结石手术复杂吗？能做微创手术吗

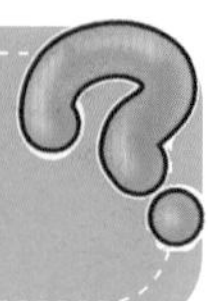

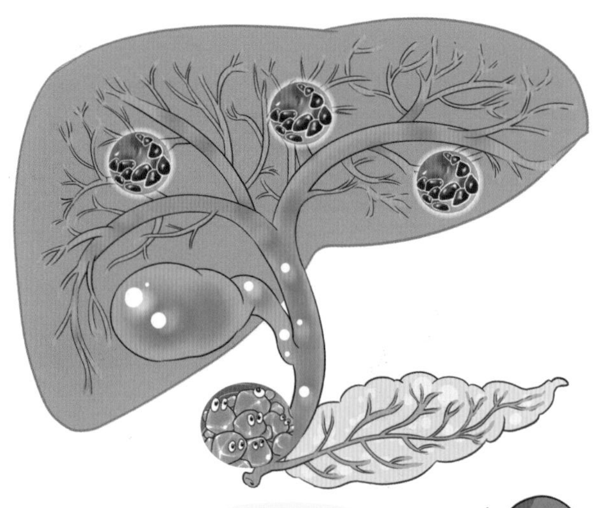

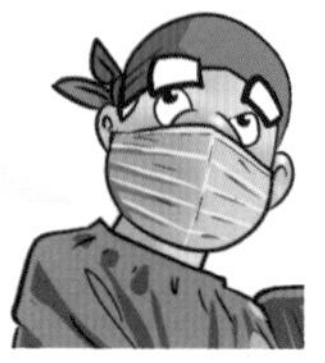
树上的果子摘下来，都得连带拗下一段枝叶。

不同部位的胆管结石手术方式不一样，长在肝内胆管的结石往往需要部分肝切除，长在肝外胆管的结石可以切开胆管取石。如果肝外胆管结石不大，还可以使用内镜治疗。部分胆管结石病人可以选腹腔镜，或者机器人微创手术。

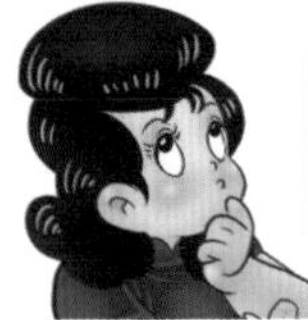

胆管结石内镜取石是怎样取的

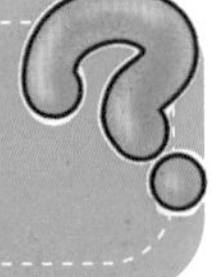

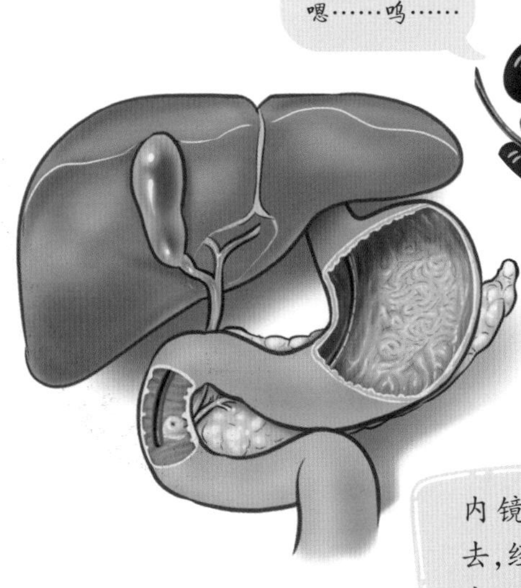
嗯……呜……
内镜从嘴巴进去，经过胃，到达十二指肠……

内镜取石就是将十二指肠镜经十二指肠乳头逆行插入胆管，取石网篮套牢胆管结石后，将结石拉到十二指肠内，通过大便排出。如果胆管结石比较大，还可以通过液电碎石、激光碎石等技术碎石后冲洗出胆道。

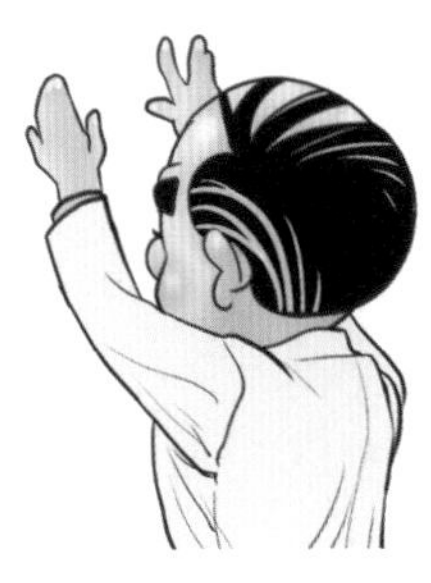

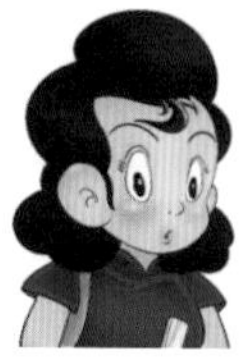

内镜取石多好啊！是不是不需要外科手术了

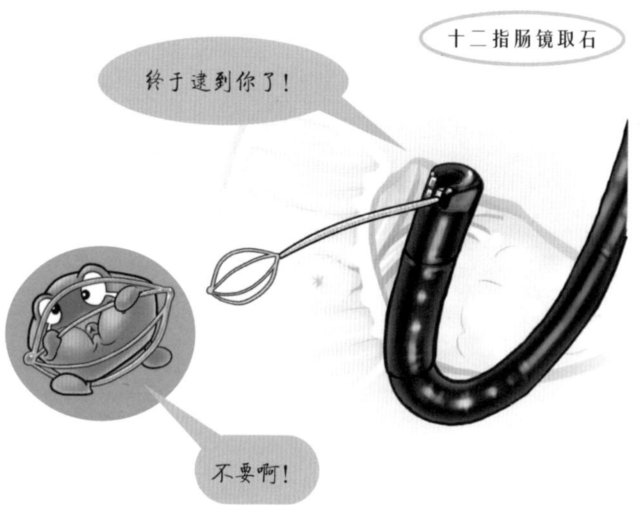
十二指肠镜取石
终于逮到你了！
不要啊！

不能这么简单理解。要根据病人病情、医院技术条件和医生经验选取不同的治疗方式。内镜取石虽然创伤小，但受石头部位和大小的严格限制，也可能并发急性胰腺炎、肠道出血、十二指肠穿孔等；并且可存在远期并发症，主要由于十二指肠乳头切开后，相当于胆管门户大开，十二指肠液可以倒流进入胆管、胰管引起胆管炎等。

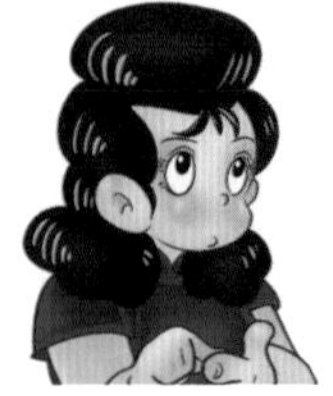

听说做完胆管切开取石手术后，要放一根管子且好长时间才能拔除，真的吗

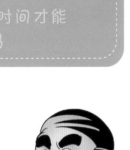

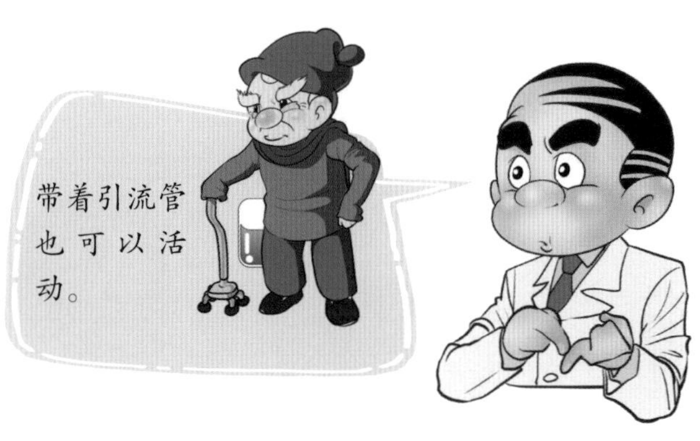
带着引流管也可以活动。

没错，手术医生一般要放一根“T”管到病人胆管内，暂时引流胆汁到体外，预防胆瘘，易于术后检查有无残留的结石，并可通过 T 管形成的通道应用胆道镜取石。T 管一般要保留 6 周以上，腹腔镜手术则需保留至 8 周以上，就像建设公路或高铁所需打通的隧道一样，时间长了，长结实了，这个通道才不会塌陷，管子拔除后胆汁才不会渗漏到腹腔内。T 管一般术后 10 天就可以封闭而不需要引流袋。病人可以洗澡、散步，很方便的。

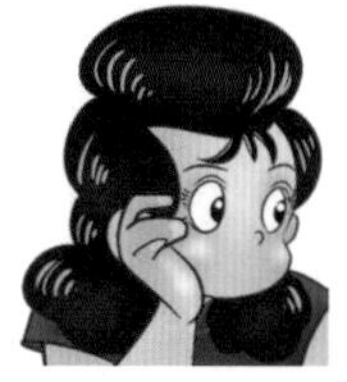

胆管结石取石术后会复发吗

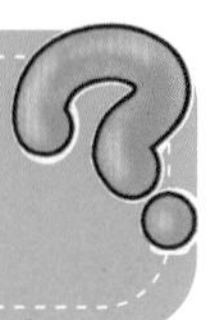

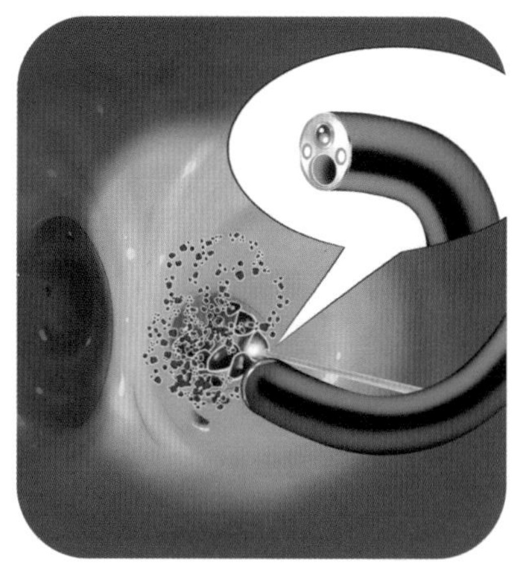
胆道镜取石

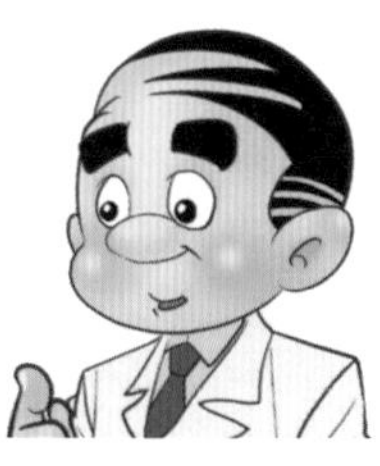

因胆囊结石跑到胆管内而成的继发性胆管结石，在取净结石前、后或同时把胆囊切除就不会复发了。原发性肝内、肝外胆管结石手术后比较容易复发。影响复发的因素：部分人群免疫功能较差，容易发生胆道细菌感染；饮食过量或不吃早餐等不良习惯会引起胆汁分泌和排放障碍；胆管局部狭窄、变异等可导致胆汁淤积和细菌滋生；十二指肠乳头括约肌功能受损，可引起肠液倒流入胆管；肝内胆管广泛结石合并肝硬化等客观因素会导致手术未取净结石且未能解除狭窄的胆管等问题。

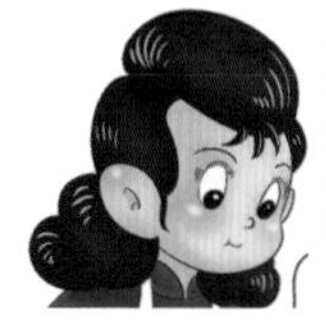

有哪些方法可以减少胆管结石复发

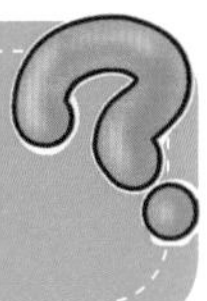

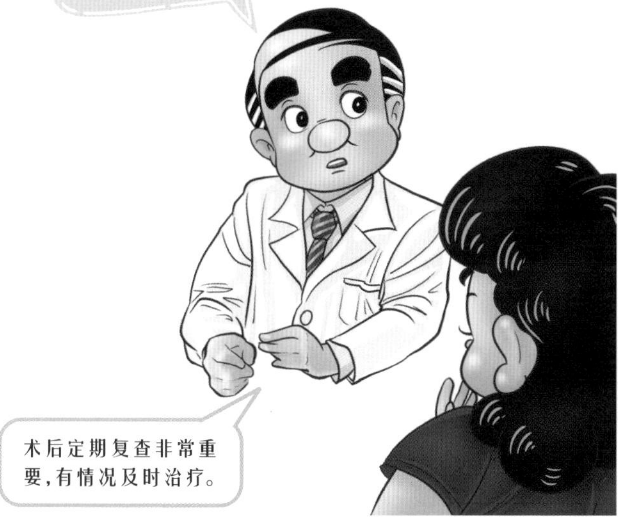
存在高危因素的病人可以口服胆酸类药物。
术后定期复查非常重要，有情况及时治疗。

保持规律饮食，避免暴饮暴食；多饮水；营养均衡，多吃一些清淡、低脂、富含优质蛋白的食物；保持大便通畅，预防便秘；锻炼身体；保持良好心境；术后定期到医院复查，发现复发结石及时治疗；存在复发高危因素的患者，可以口服胆酸类药物。

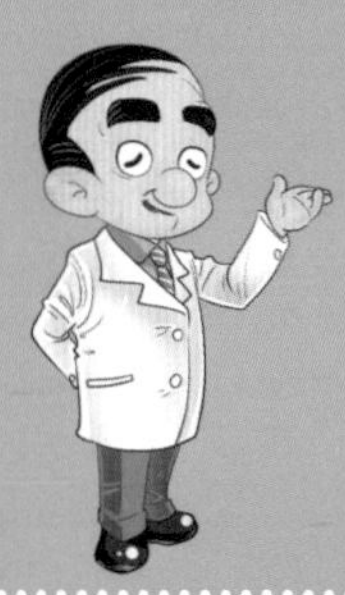

第三部分

胆囊癌

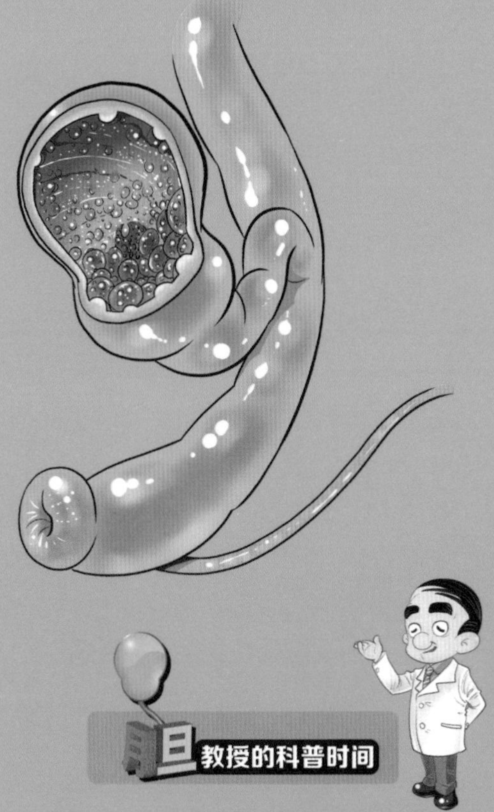
胆教授的科普时间

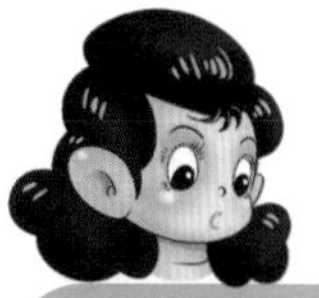

我单位一个同事的妈妈患有胆囊癌，没办法手术了，不到3个月就离开人世了，有这么可怕吗

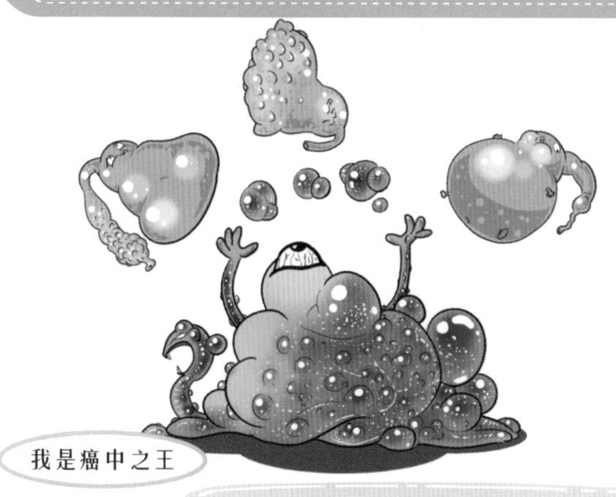
我是癌中之王

晚期胆囊癌病人平均存活期只有2～6个月，雅号“癌中大王”。

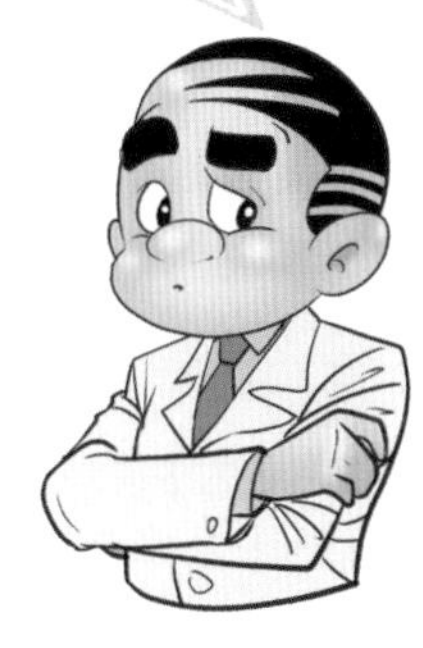

胆囊癌不是稀客，更糟糕的是胆囊癌恶性程度高，很容易发生转移，因此治疗效果很不理想，5年生存率只有5%左右，也就是说100个胆囊癌病人只有5个左右可以活过5年。

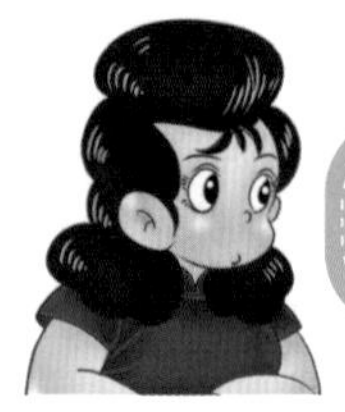

胆囊怎么会长癌呢

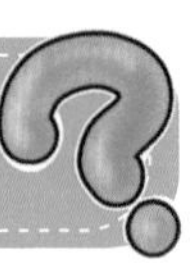

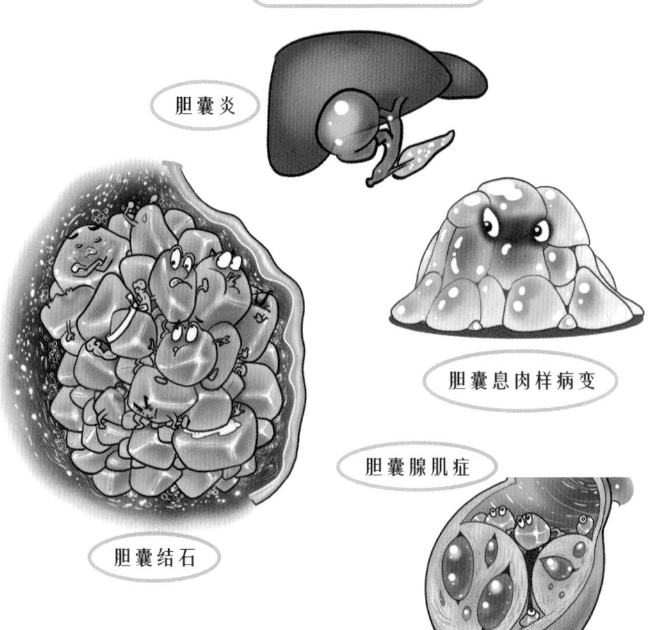
胆囊癌危险四兄弟
胆囊炎
胆囊息肉样病变
胆囊腺肌症
胆囊结石

胆囊癌危险因素主要有胆囊结石、胆囊炎、胆囊息肉样病变、胆囊腺肌症，人称胆囊癌危险四兄弟，江湖上赫赫有名。我国约有 80% 的胆囊癌病人合并有胆囊结石，想不到吧？不起眼的胆囊结石竟是引起胆囊癌的主要元凶。

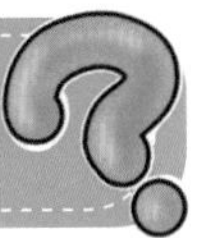

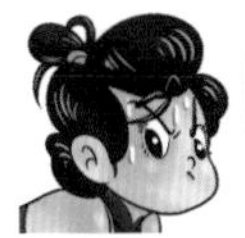

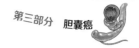

胆囊结石怎么会变癌呢

局部摩擦引起胆囊炎，只要逮到机会，细胞就会癌变。

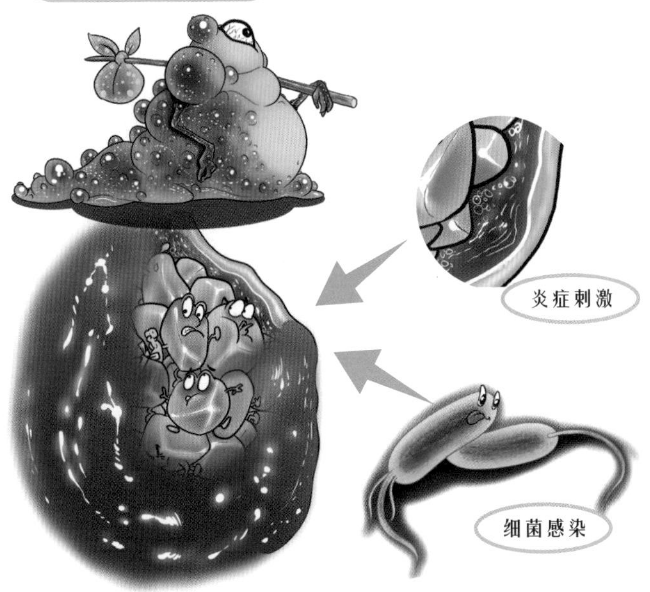
炎症刺激
细菌感染

道理很简单，胆囊结石长期“待”在胆囊内，虽然表面上很安静，其实很不安分，会不断摩擦胆囊黏膜引起胆囊炎症，长久的炎症刺激与滋生的细菌（如沙门氏菌、螺旋杆菌等）一起“使坏”，不知不觉胆囊就癌变了。简单说，胆囊结石向前走两步，就可能引起胆囊癌变。

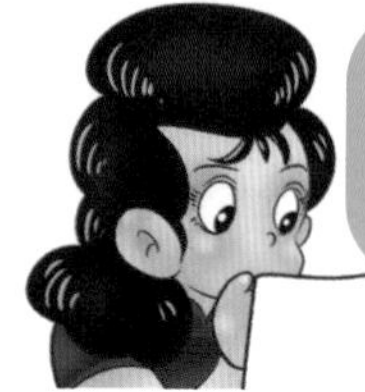

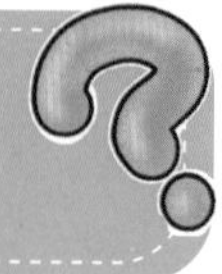

胆囊癌治疗效果这么差，有办法预防吗

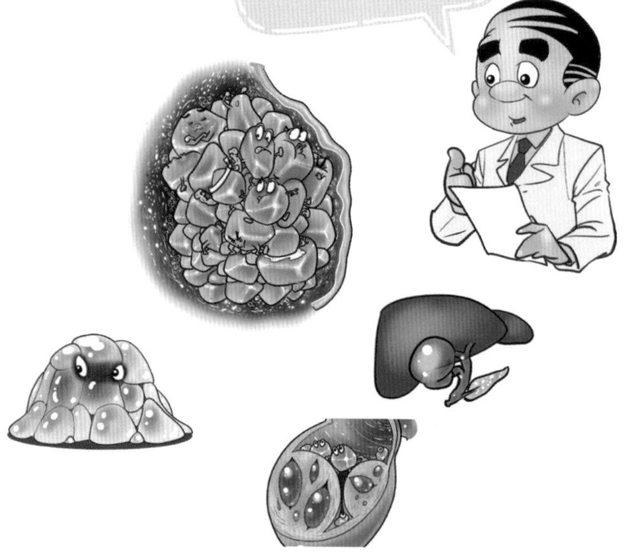
预防的最好办法就是管好胆囊癌“危险四兄弟”！

胆囊结石、胆囊息肉样病变、胆囊炎、胆囊腺肌症是诱发胆囊癌的主要元凶，通过B超检查就能诊断和随访。医生建议，一旦有潜在胆囊癌危险信号出现，及时切除胆囊，就可以预防胆囊癌，即使不痛不痒或暂时没有时间手术，也一定要每年去医院检查2～4次。

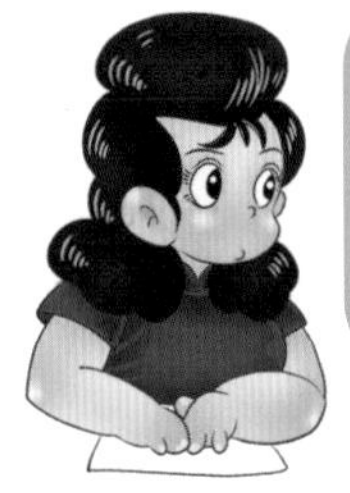

我有个朋友B超检查报告胆囊息肉样病变，是否癌变了

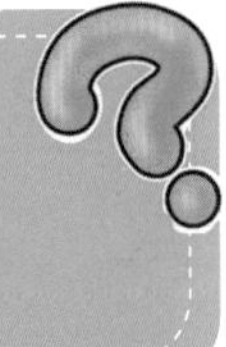

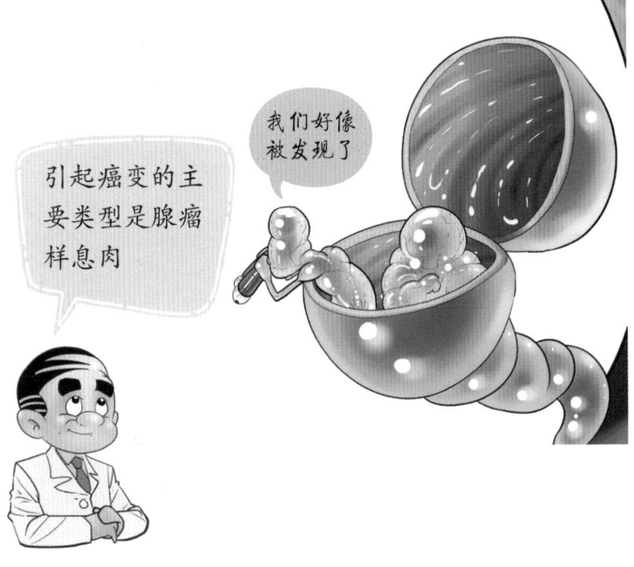
引起癌变的主要类型是腺瘤样息肉
我们好像被发现了

胆囊息肉样病变并不是说已经癌变了。胆囊息肉样病变，俗称“胆囊息肉”，分为非肿瘤样息肉（胆固醇性息肉、炎性息肉等）和肿瘤样息肉两大类，引起癌变的主要是肿瘤样息肉，其他类型息肉很少引起癌变，因此对肿瘤样息肉必须及时切除。

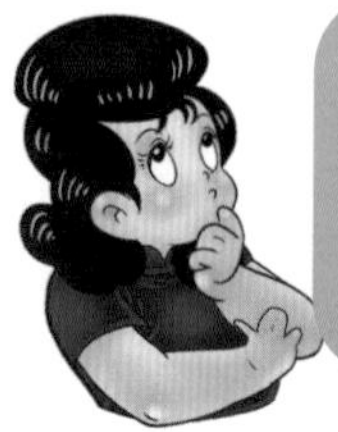

把容易引起癌变的胆囊肿瘤样息肉切除就可以了，其他的不用管了

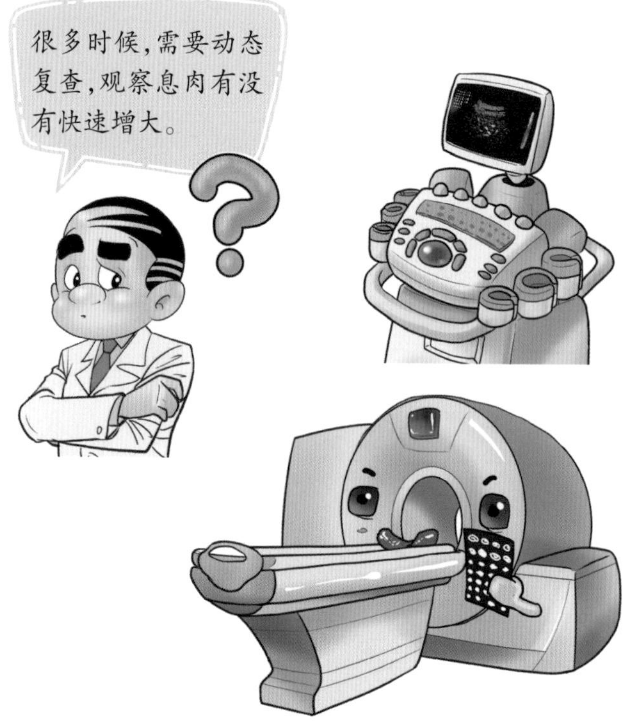

很多时候，需要动态复查，观察息肉有没有快速增大。

问题是，B 超或 CT 非常难区分为哪一种息肉。因此，医生主要根据息肉的大小、外形、增长速度、有无症状以及是否合并胆囊结石等情况来决定是否需手术切除胆囊。

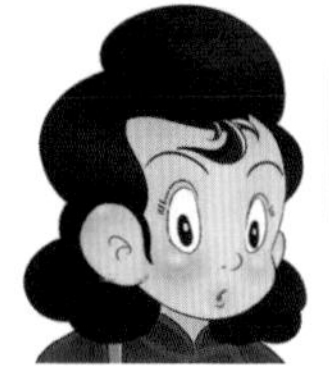

哪些胆囊息肉病人最好手术切除胆囊呢

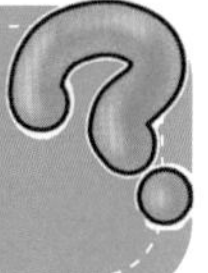

这两个胆囊息肉,谁是坏蛋?

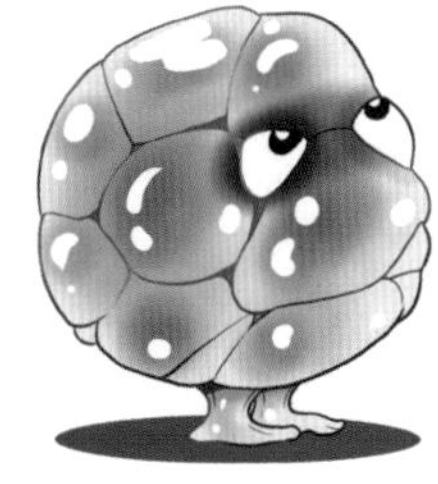

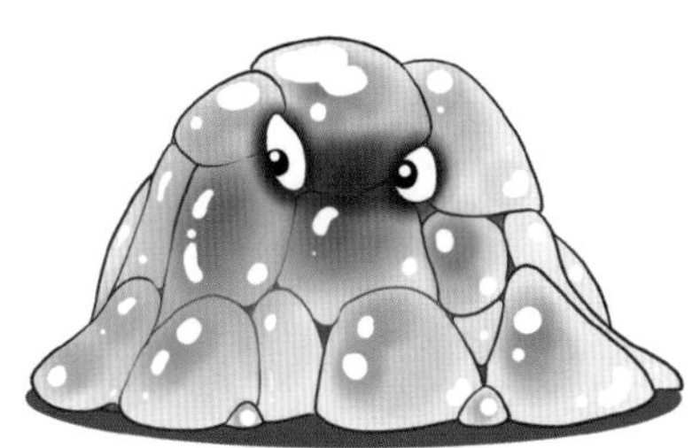

对具备以下任何一个条件的胆囊息肉建议做胆囊切除术:①息肉最大径≥1厘米,尤其是单个息肉;②息肉最大径小于1厘米,但短期快速增长(半年内增大2毫米以上);③胆囊息肉合并胆囊炎;④胆囊息肉合并胆囊结石;⑤有症状的胆囊息肉;⑥怀疑恶变。

对于没有及时手术的胆囊息肉也要定期复查,建议每三个月或半年做一次B超复查。

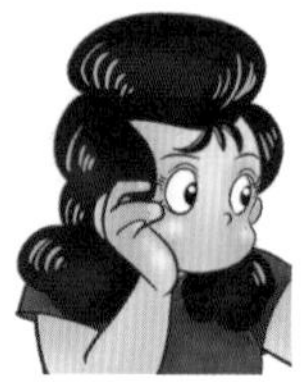

想想为了一个小息肉就切除胆囊，真舍不得，能否做“保胆取息肉”手术呢

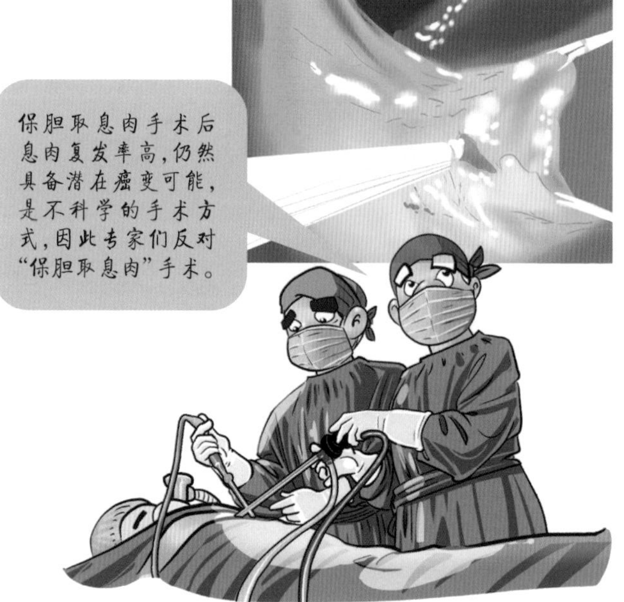

保胆取息肉手术后息肉复发率高，仍然具备潜在癌变可能，是不科学的手术方式，因此专家们反对“保胆取息肉”手术。

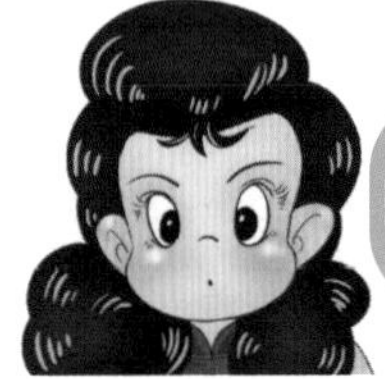

胆囊息肉吃药有效吗

对于胆囊息肉药物治疗基本无效。

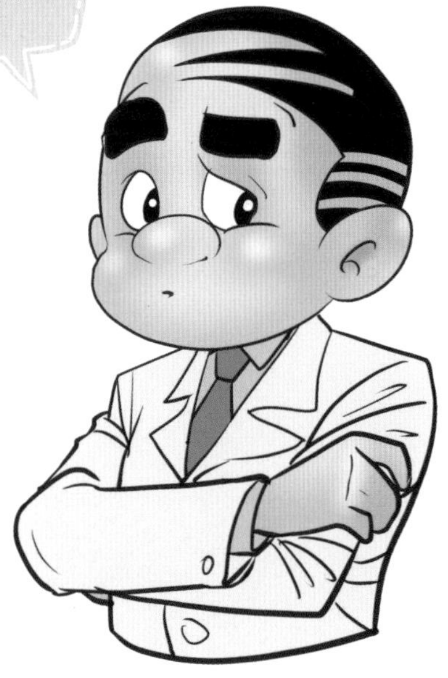

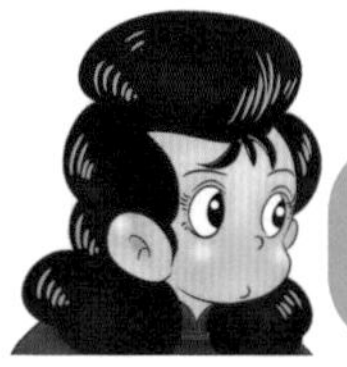

胆囊腺肌症是个什么病

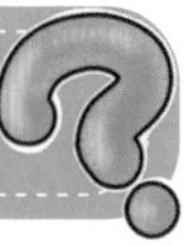

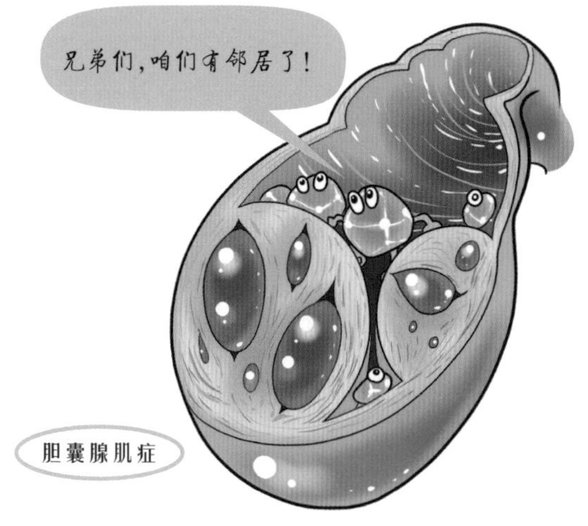
兄弟们，咱们有邻居了！
胆囊腺肌症

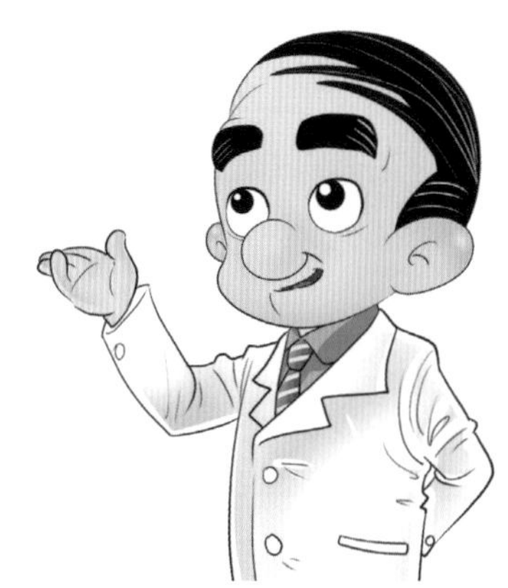

多数情况下，胆囊腺肌症病人不痛不痒，都是在做肝胆B超或CT时发现。

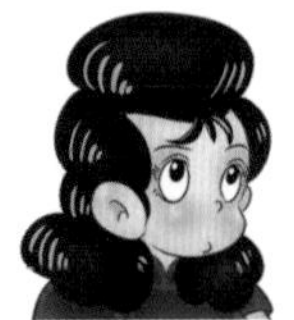

那得了胆囊腺肌症，也要切除胆囊吗

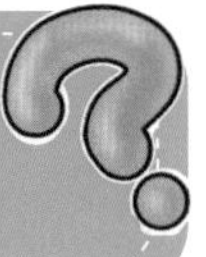

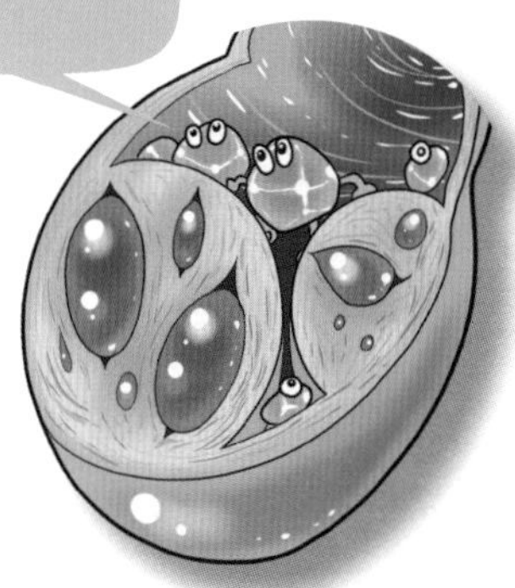
这邻居要害得我们无家可归了……

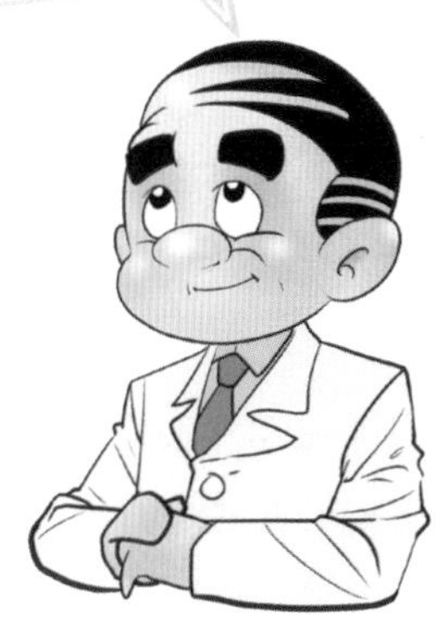
既有胆囊腺肌症，又有胆囊结石的，应及时手术切除胆囊。

胆囊腺肌症也是胆囊癌的高危因素，原则上需要手术切除胆囊，尤其出现以下情况时，应及时切除胆囊：①有症状的胆囊腺肌症；②合并胆囊结石或胆囊息肉；③癌变可能；④节段型或弥漫型胆囊腺肌症。

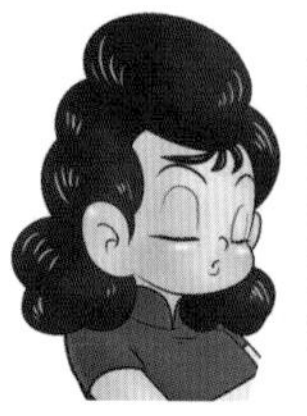

怎么样能早期发现胆囊癌，胆囊癌有哪些症状

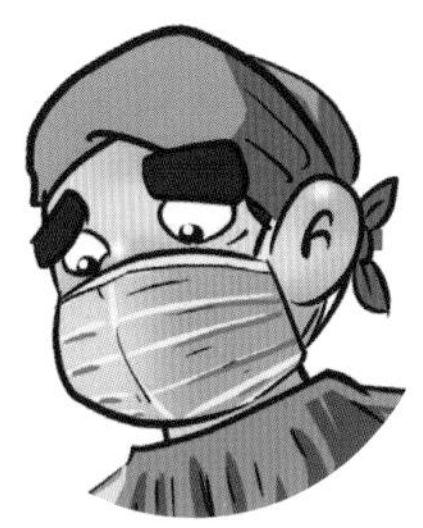
早期胆囊癌病人不痛不痒，可以没有任何症状，B超、甚至CT也很难检查出来，只有胆囊切除后，病理科医生通过显微镜检查才能发现。

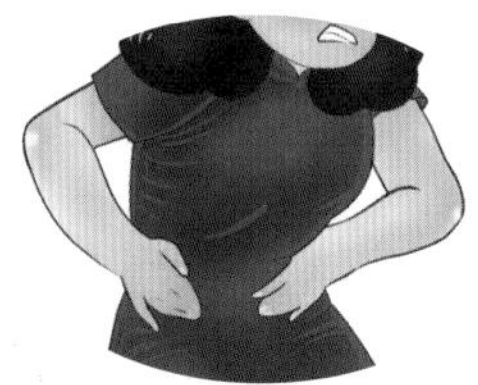

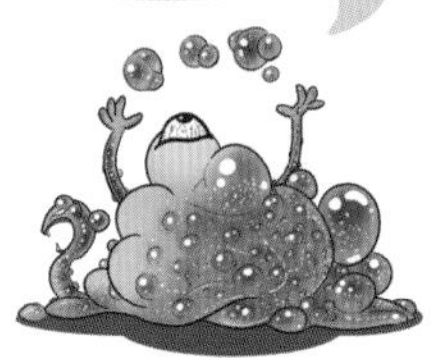
如果因腹痛等情况就医的胆囊癌，很可能已经到了中期或晚期……

早期发现胆囊癌很困难。我们在临床工作中发现的早期胆囊癌主要是病人因胆囊结石或胆囊息肉来做胆囊切除术时发现的，比例不到10%。大多数胆囊癌病人因出现右上腹疼痛、腹胀、腹部肿块、黄疸、厌食、消瘦等症状来看医生时，已经属中期或晚期了。

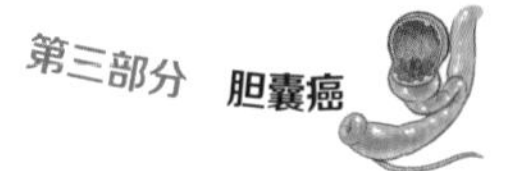

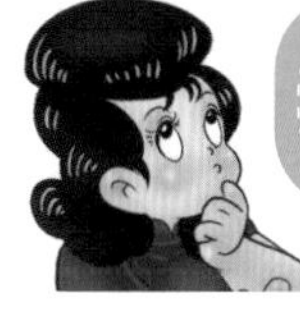

胆囊癌有哪些检查方法

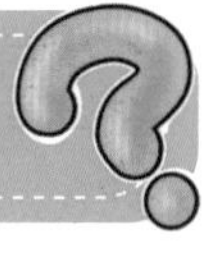

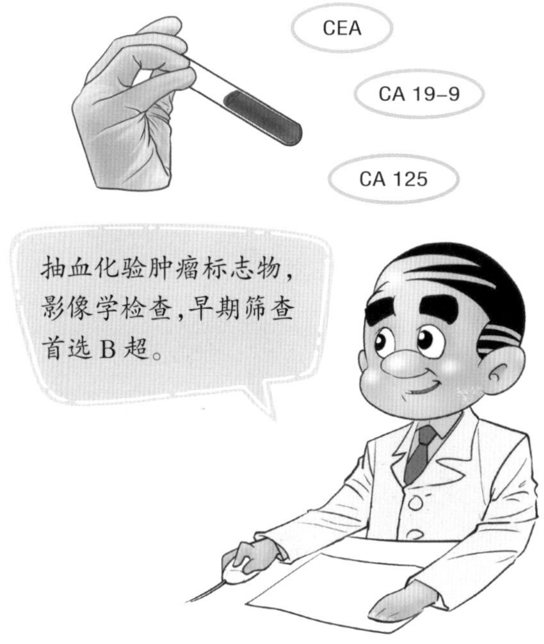
CEA
CA 19-9
CA 125
抽血化验肿瘤标志物，影像学检查，早期筛查首选B超。

胆囊癌的检查方法主要包括肿瘤标志物以及影像学检查。验血包括CA19-9、CEA和CA125，有些胆囊癌病人肿瘤标志物也可以不升高。

B超是早期筛查影像学检查中的首选，若怀疑胆囊癌，可进一步做CT、磁共振或PET检查。但对于早期胆囊癌，B超和CT检查也很难检查出来。

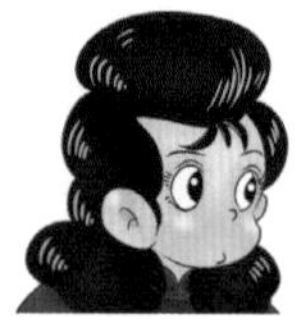

胆囊癌能手术切除吗

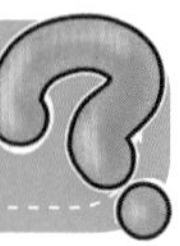

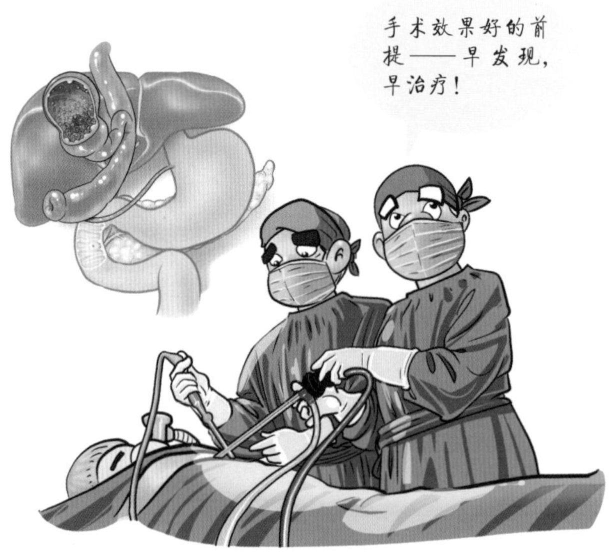
手术效果好的前提——早发现，早治疗！

对于早期的胆囊癌只要切除胆囊就可以了，95%以上的病人能长期健康地生活。胆囊癌发现迟了，比如有淋巴结转移或局部肝脏侵犯了，为了手术切除干净，需要扩大切除范围，但大部分情况癌症还会复发和转移。相当一部分胆囊癌病人确诊时已经发生肝转移、肺转移或远处淋巴结转移了，此时就无法手术切除了。

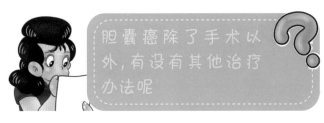

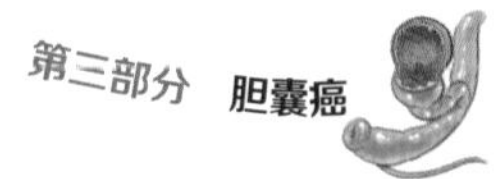

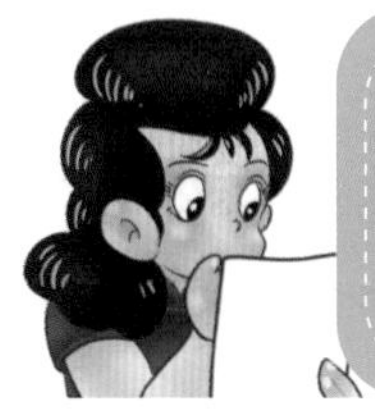

胆囊癌除了手术以外，有没有其他治疗办法呢

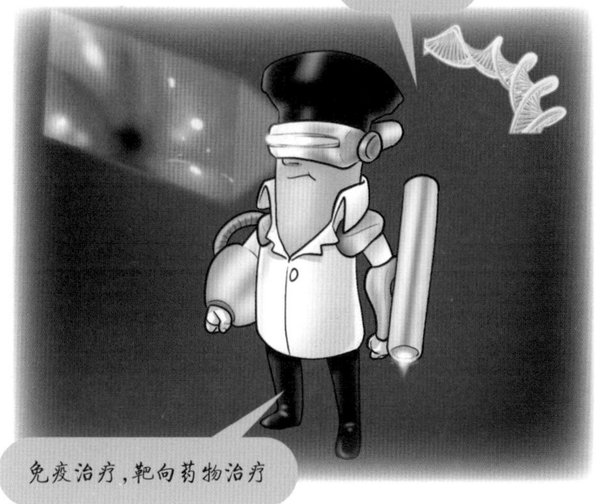
基因测序
免疫治疗，靶向药物治疗

对于早期胆囊癌切除胆囊就够了，不需要其他治疗。对于中期、晚期胆囊癌，和肠癌、胃癌、肝癌等一样都需要综合治疗。近几年来，靶向治疗和免疫治疗发展得很快，少数病人也取得了比较好的疗效。医生可根据病人的体力以及基因检测药物筛选结果联合应用化疗、放疗、免疫治疗及靶向药物治疗等手段。

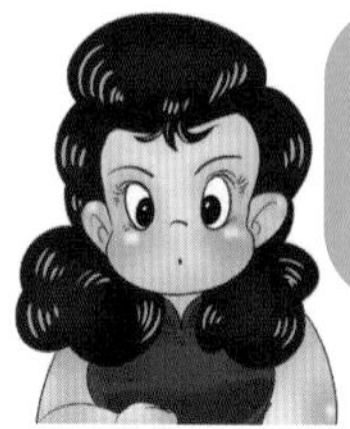

胆囊癌手术后要注意哪些事情

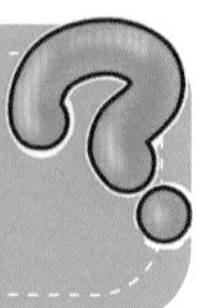

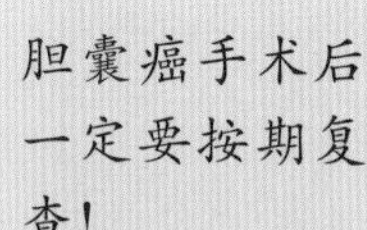
胆囊癌手术后一定要按期复查！

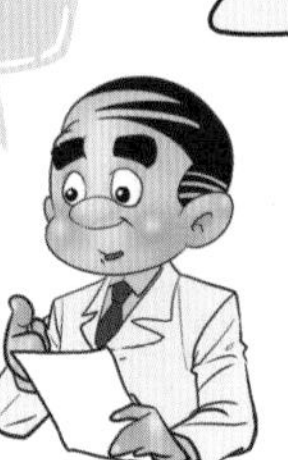

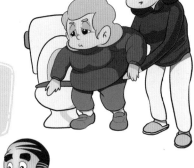

胆囊癌手术后尤其要注意以下几点：①优质蛋白质、蔬菜、水果的摄入有助于术后快速康复，忌食油炸食物及肥肉，忌饮酒；②要乐观豁达，避免发怒、忧郁等不良情绪；③适当参加体育锻炼（如散步等）和轻体力劳动；④定期到医院进行化疗、免疫治疗、靶向药物治疗等辅助治疗；⑤定期复查，术后前2年内每3个月复查1次，以后每半年复查1次。

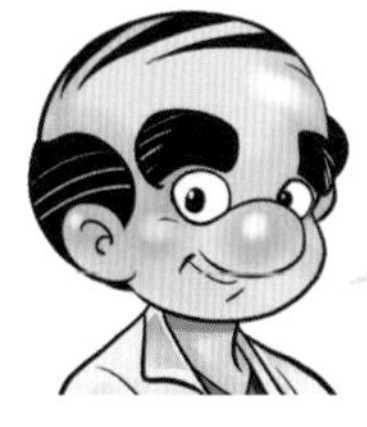

胆教授的再次劝告！警告！

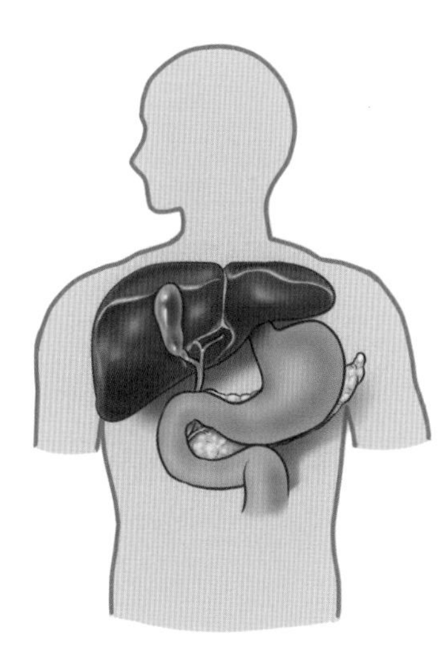

◆ 胆囊癌早期很难发现，中期、晚期胆囊癌治疗效果很差，因此预防才是王道。

◆ 管控胆囊癌“危险四兄弟”是预防“癌中之王”的最好办法，医生建议手术时，或一旦有潜在胆囊癌危险信号出现时，应及时切除胆囊，预防胆囊癌。

◆ 交了“危险四兄弟”的朋友，即使身体不痛不痒或暂时没有时间做手术，也一定要每年去医院检查 2～4 次，千万不要大意，避免发生悲剧。

健康身体
预防第一

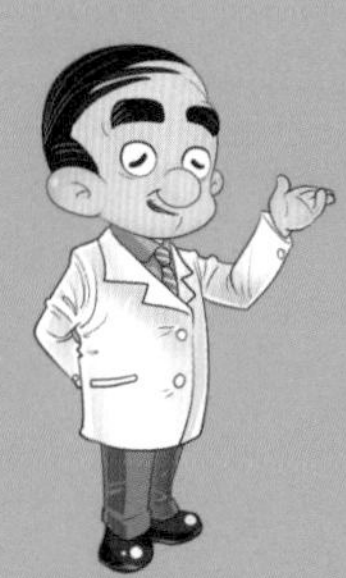

第四部分

胆管癌

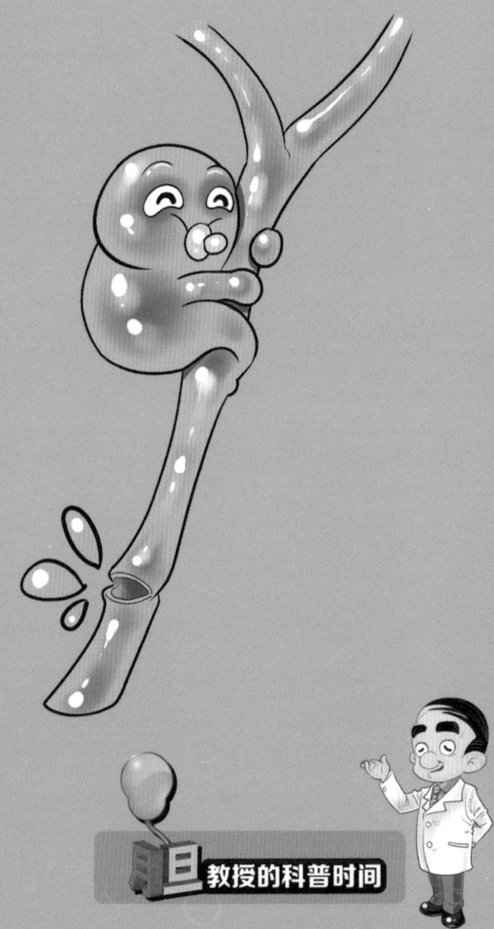

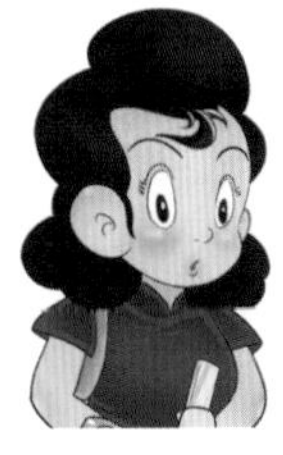

经常听说肝癌、胃癌、胰腺癌，可我们单位老王生了从来没有听说过的胆管癌，这是什么病

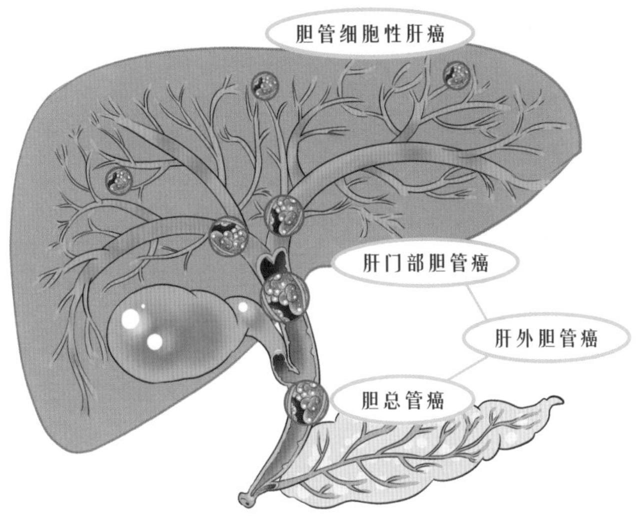
胆管细胞性肝癌
肝门部胆管癌
肝外胆管癌
胆总管癌

胆管癌不少见。胆管癌是指长在左肝管、右肝管、肝总管和胆总管的恶性肿瘤。长在左、右肝管和肝总管的叫肝门部胆管癌，长在胆总管的叫胆总管癌，合在一起叫肝外胆管癌。还有一种长在肝内小分支胆管的胆管细胞癌，叫原发性胆管细胞性肝癌。

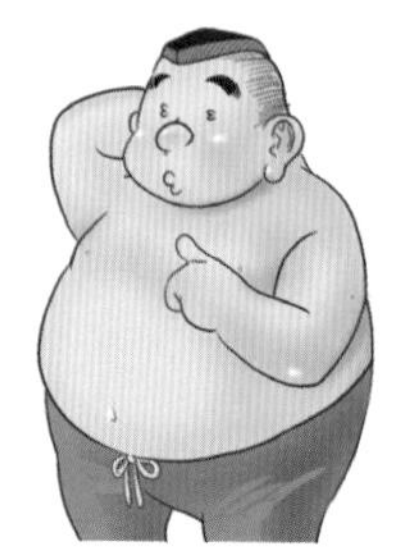
老婆，你再帮我看看我的眼睛，到底黄不黄？

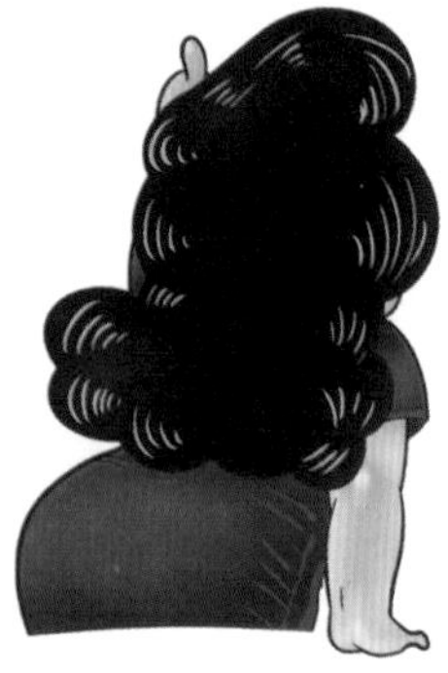
因为老王的老婆发现他眼睛发黄，去医院检查时被发现得了胆管癌，夫妻俩平时暗送秋波也能看出病来

胆管癌最明显的症状是黄疸，也就是全身皮肤发黄，眼白最早发黄，病人不会有疼痛但会皮肤发痒，医学上称为无痛性黄疸。时间久了，黄疸不断加重，病人会出现乏力、胃口差、消瘦、尿色深黄、大便变灰白等情况。

早晚洗漱时，照照镜子，小便时看看是否发黄，大便时看看是否发白很重要！最早发现病情的往往是病人自己或家人，而不是医生。

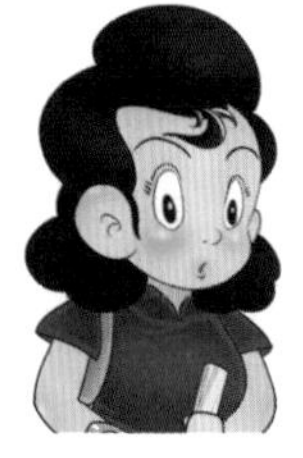

有哪些方法可以诊断胆管癌

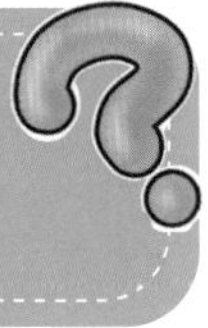

胆管癌的诊断主要依靠临床症状、影像学检查、验血检查和病理学检查。诊断金标准是病理学检查。验血检查包括肝功能和肿瘤标记物，肿瘤标记物包括CEA、CA19-9、CA125；影像学检查有B超、CT、磁共振、PET-CT、超声内镜、胰胆镜等。

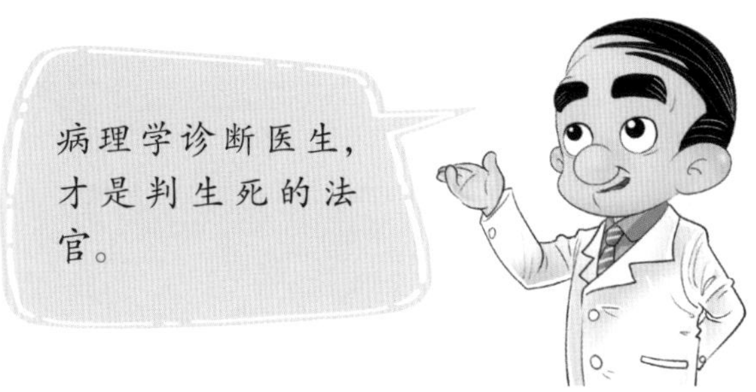
病理学诊断医生，才是判生死的法官。

病理学检查就是借助一些特殊器械和设备咬取病人的一小块可疑癌组织，医生若在显微镜下看到癌细胞就可确诊了。由于有些胆管癌沿胆管壁生长，就想蚂蚁爬树一样，医生很难取到肿瘤组织，只有手术切除了才能获得病理诊断。长在肝内的胆管细胞性肝癌，因为肿瘤组织可形成肿块，医生就可以很方便地在B超或CT引导下，用针咬取一块肿瘤组织。

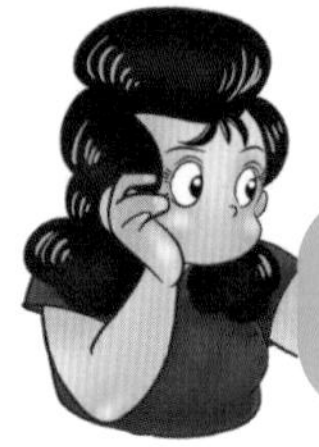

胆管癌能早期发现吗

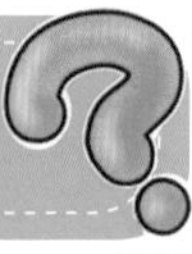

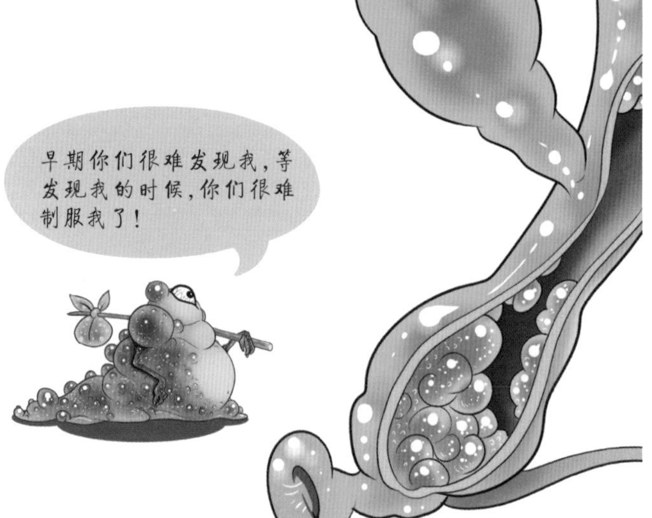
早期你们很难发现我，等发现我的时候，你们很难制服我了！

胆管癌早期不痛不痒，很难在早期被发现，因此，胆管癌的高危人群必须每3至6个月去医院检查并及时治疗。胆管细胞性肝癌的高危因素包括肝内胆管结石、胆管囊性扩张症等；肝门部胆管癌的高危因素包括原发性硬化性胆管炎、胆管－胰管汇合异常、胆管炎等；胆总管癌高危因素包括胆管结石、胆管囊肿、胆管腺瘤、胆管上皮内瘤变等。

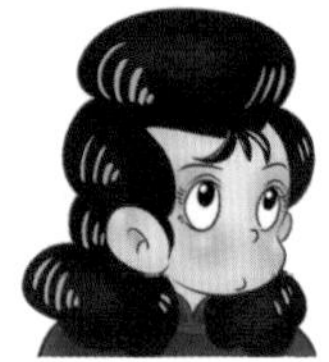

老王好像做了很大的手术，胆管癌手术是不是很复杂、很危险

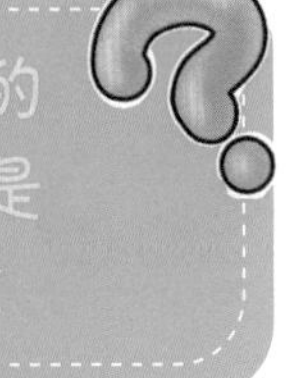

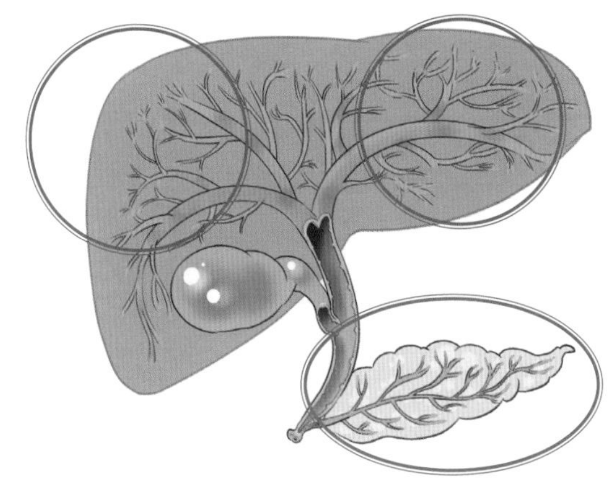

手术切除是目前治疗胆管癌的首选方法。

根据肿瘤生长部位、病期的不同手术大小不一样，自然手术风险就不一样了。比如胆管细胞性肝癌和肝门部胆管癌都需要切除一部分肝组织，胆总管癌要做胰十二指肠切除术，虽然风险很高，但只要肝胆胰外科医师技术过硬、经验丰富，还是安全的。部分胆管癌病人还可以做腹腔镜或机器人微创手术。

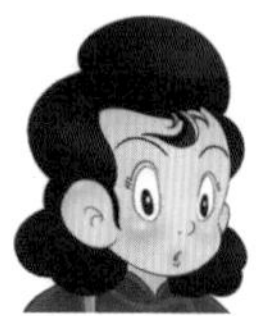

除了手术以外，还有没有其他治疗办法
听说老王在吃一种比较贵的神药，叫靶向药。

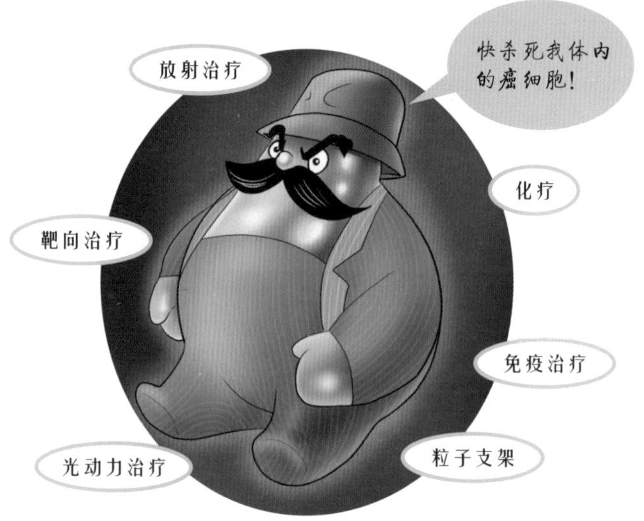

放射治疗
快杀死我体内的癌细胞!
化疗
靶向治疗
免疫治疗
光动力治疗
粒子支架

早期行胆管癌根治性切除手术后，不需要其他治疗，中、晚期胆管癌需要综合治疗，除了手术外，全身治疗可以做放疗、化疗、靶向治疗和免疫治疗等；局部治疗还可以进行光动力治疗、放粒子支架等。

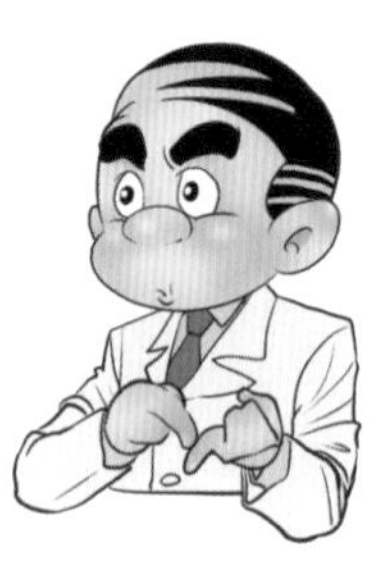

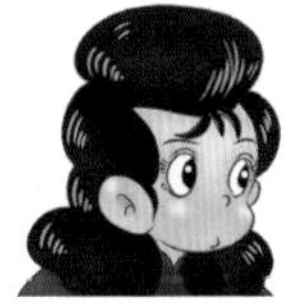

胆囊癌、胰腺癌是癌中之王，那胆管癌治疗效果好吗

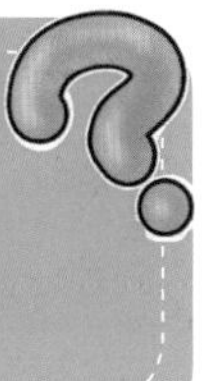

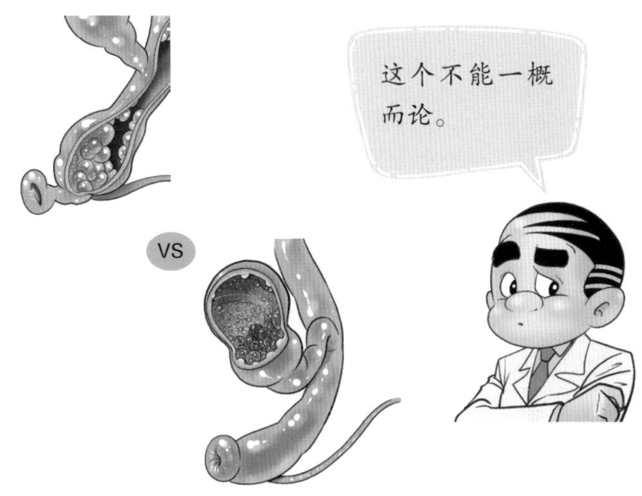
这个不能一概而论。
VS

胆管癌治疗效果好不好，主要取决于胆管癌的生长部位、病期、恶性程度以及是否获得合理治疗或是否有匹配的特效药等因素。任何部位的胆管癌只要是早期得到了根治性切除，治疗效果都很好；中期、晚期胆管癌的治疗效果相差很大，因此，大家千万不要根据患同样一种癌的病人不同的治疗结果来评判医生水平的高低。

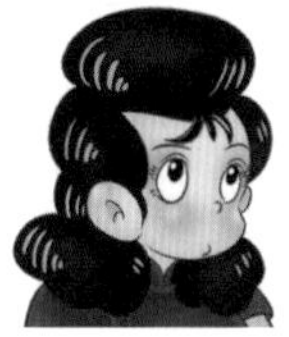

胆管癌手术切除后要注意哪些事情

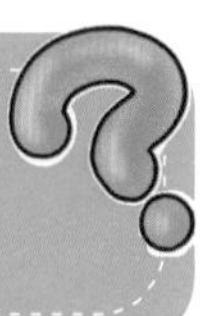

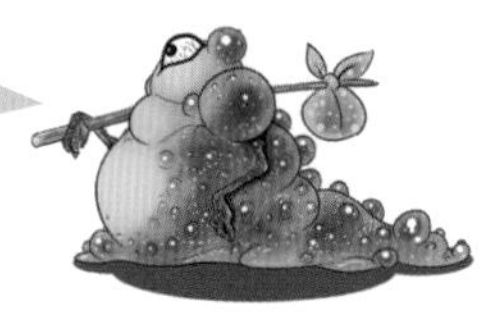
小心我去而
复返哦!

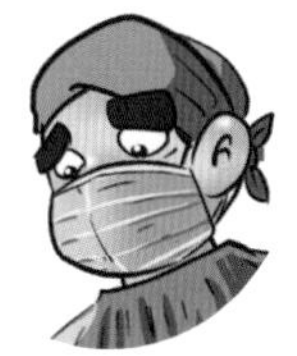
还是那句话,术后的随访
和辅助治疗非常重要。

胆管癌术后注意事项:①术后2年内每3个月去医院检查1次,2年后每6个月检查1次,随访5年后可以延长至每年检查1次;②中晚期胆管癌病人定期到医院进行辅助治疗,巩固疗效;③术后注意营养补充,适当运动,改善免疫功能,保持乐观心态,避免疲劳。

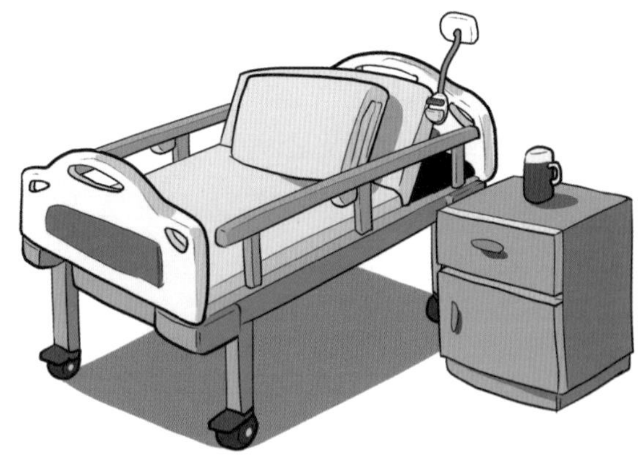

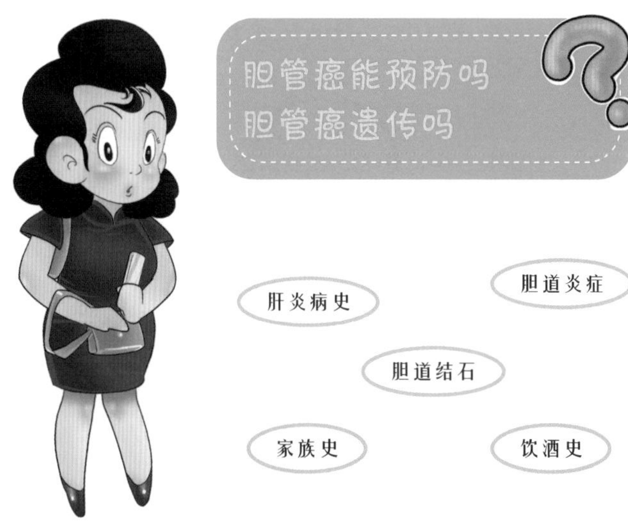
胆管癌能预防吗
胆管癌遗传吗
胆道炎症
肝炎病史
胆道结石
家族史
饮酒史

胆管癌不是遗传性疾病，但胆管癌与胆道结石、胆管囊肿、胆道炎症、原发性硬化性胆管炎、乙型和丙型肝炎病毒感染及酒精性肝硬化等有关，对以上疾病的及早诊治和随访，对预防胆管癌很重要。如果有胆管癌家族史，也应定期到医院检查。

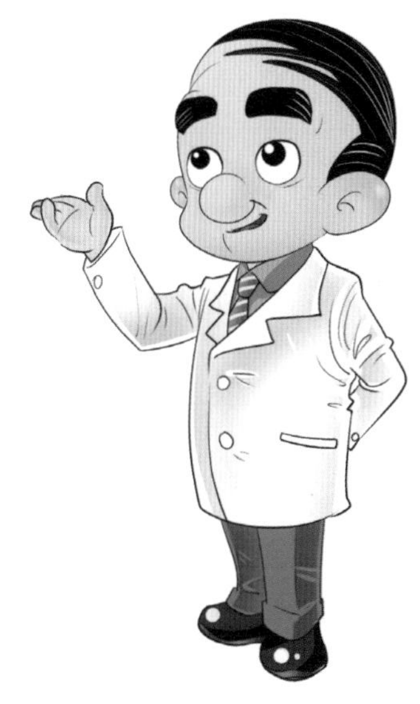

《漫话胆道结石与胆道肿瘤》，护航人民群众的身体健康！

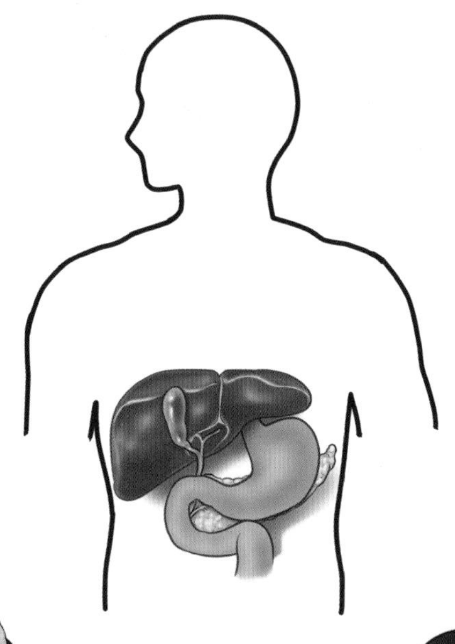

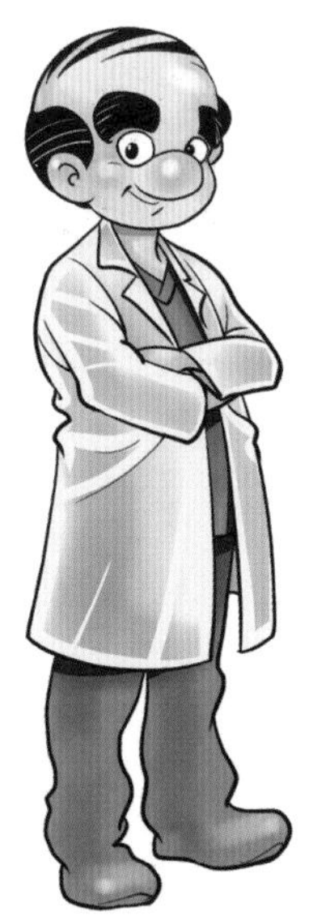

胆道疾病重在预防、早期诊断和早期治疗。保持健康，是大家共同的心声。

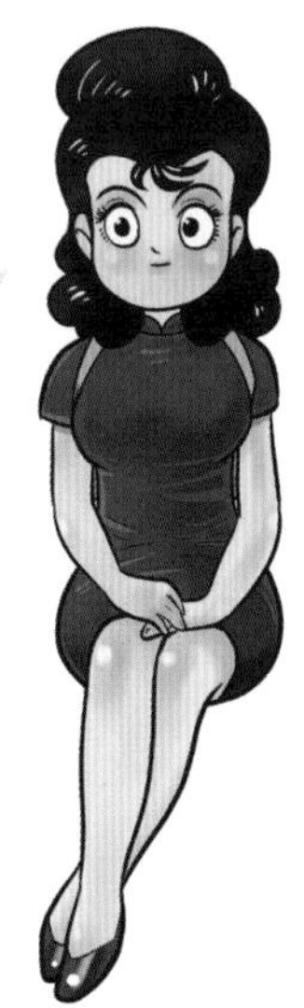